なぜ？
なんだろう
を考えた

外科医の生活

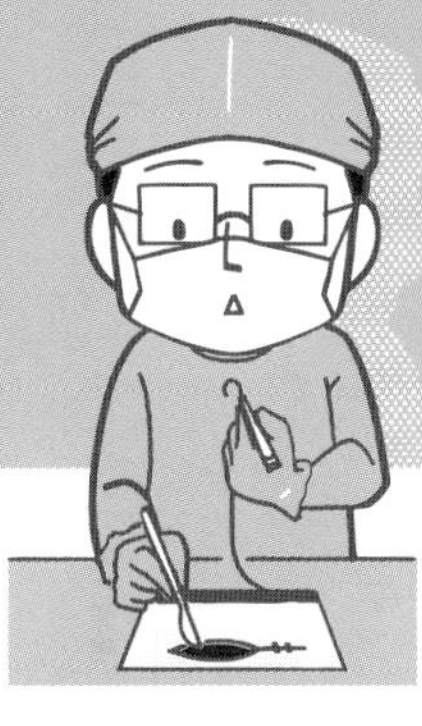

Surgeon's Life
"What for" and "Why"

著 稲葉 毅
Tsuyoshi Inaba

南江堂

まえがき

なぜまた本を書く気になったか：「なぜなんだろう？」を考えていくモチーフを増やすことが目的です

この前書きを書いている今、2022年3月です。前著『「なぜなんだろう？」を考える外科基本手技』が出版されてから2年ちょっと経過したんですが、実はこの本の原稿を書き始めたのは、前著が出版元の南江堂さんから私のところに初めて届けられてから1週間もたたないうちでした。

「なんでそんなタイミングで、また別の文章を書き始めたんだ？」って？

『「なぜなんだろう？」を考える外科基本手技』（2回書いたら面倒になったので以下『前著』とか『なぜなん1』と略します）のテーマを大雑把に言えば、

「普段『当たり前だ』の一言で思考を止めてしまうことでも、頭を動かし続けて『なぜなんだろう？』と考えていこう」

ということだった。外科基本手技は、その基本的モチーフ（＝素材）として使ったものであり、本のテーマ（＝主張）ではない。外科医としての自分の体験の中から、理論を考える発想の転換（これがテーマだった）となった、外科手技に関する諸々の体験（これをモチーフとして使った）を選んで書いたわけです。そんなわけで、テーマには合致するがモチーフに適合しない実体験のうちいくつかは、『なぜなん1』の本文中でわざと脱線として書かせていただいたんだが、『なぜなん1』を書き終えた時点でそういう話題が結構多く書ききれないで残っていた。

今ここに書き始めているのは、言うなればその脱線の方を中心的モチーフに据えた拾遺集です。自分が曲がりなりにも外科医として成長し、今でも働いていられるのは、手技を会得したことばかりではなく、それ以外にも様々な体験があったからこそである。本書では、手技に限らず、さらには外科医としてに限らず、医師としてあるいは広く医療者としての成長の糧となった経験について、思い出すままに語っていきたい。ただし、『なぜなん1』でもそうしましたが、誰もがわかっていて当然実行されているようなことは書きません。むしろ、誰も注目せず、盲点になっていそうなことを中心に書いていきたい。そうすると、結果的に失敗談が増えることになりそうで怖い気もするんだが……。

かっこよく言えば、モチーフを広げることによって、テーマに適合した話を増やしていこうってことです。実際のところ、書いてはみるものの、単なる笑い話でしかないもの（ホントの脱線）が大半になっちゃうかもしれないんですけど……そこは読み物として流してください。教科書じゃありませんので。

文体は原則として『なぜなん1』と同様に思いっきり崩してますし、議論を煽るためにかなり挑発的（喧嘩腰？）な表現、一方的に決めつけた言い回しもわざと多用してます。慣れない方は不快に思われるかもしれませんが、「この点は反論したい！」という討論が皆様の間で出てくれれば大成功と思ってますので。

目次

第5章　考えさせる医療教育：こうして育てた（こうして育った？）……92

第1章 ちょっとしたコツ、でも有用なコツ

外科基本手技の「なぜ？」については『なぜなん1』でかなりのことを書いた。ただ、そこでは原則として「理論的に考える」ための材料として手技のことを書いており、理論にならない細かいコツはなかなか書ききれていない。逆に後から思い出した理屈もいくつかある。ここでは、手技や画像診断などについて、前者のもの、つまりは理屈じゃないけれど発想が届かないことのあるコツを中心にいくつかまとめていきたい。ベテランの医師にとっては、おそらく多くの項目が当たり前のものであり、いつの間にか身についているものだったりするはずだ。「なぜなんだろう？」を考えた結果として私が理論から導いたものばかりじゃないので、もうすでにいろいろな本に書かれているものもあると思いますけど。

1-1 画像は横目で隣を見ると楽

一枚の画像で診断できる力はつけたいが……

これは、息子が新米研修医になった直後の話だ。

内分泌内科研修中の受け持ち患者さんに、入院時ルーチンで撮影したＣＴで肝嚢腫を発見した。私自身の診た患者さんじゃないし個人情報はもちろん聞いてないが、腹部ＣＴで肝臓に2か所の

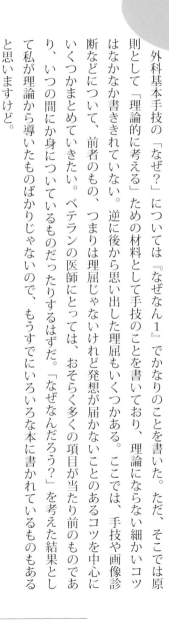

low density areaがあり、多発肝嚢腫、そのうち一つは尾状葉にあると判断したそうだ。しかし実際には肝嚢腫はひとつだけ。「いやー、一つは尾状葉だと思ったんだけど。胆汁の溜まった胆嚢だったんだよー」と笑っていた。もちろん、主病変は全く別の内分泌良性疾患なので、診療自体に影響はなく、問題なくキッチリ診療していたようだった。

週末に実家に帰ってきたとき何気なくその話が出た。もちろん、プライバシーに関与しない範囲の体験談の一環としてである。ひとしきり肝嚢腫とか胆嚢とかについて語った後、話の最後に息子に聞いてみた。

「確かに肝臓の一番背側ってことでは尾状葉と胆嚢は紛らわしいけど、それが胆嚢だってもっと早く見破れる方法があるけどわかる?」

「そりゃ、もっとたくさんCT見て、経験積んで実力つけてかないと」

「もちろん経験は大切だけど、ちょっと見方を変えれば、たぶん今の実力で気づけるよ」

「……?」

「CTで病変のあるとこの上下のスライス見た?」

「いや、そのスライスに集中してた」

「スライスを頭側に追っかけていけば、嚢腫だったら見えなくなるけど、胆嚢はずっと見え続けて肝門部に近づいていくからすぐわかるよ」

「そっか。簡単じゃん!」

複数の画像で診断する習慣もつけたい

過去の画像との比較や、他種の画像との比較、例えばCTをエコーとかMRIとかと見比べて診

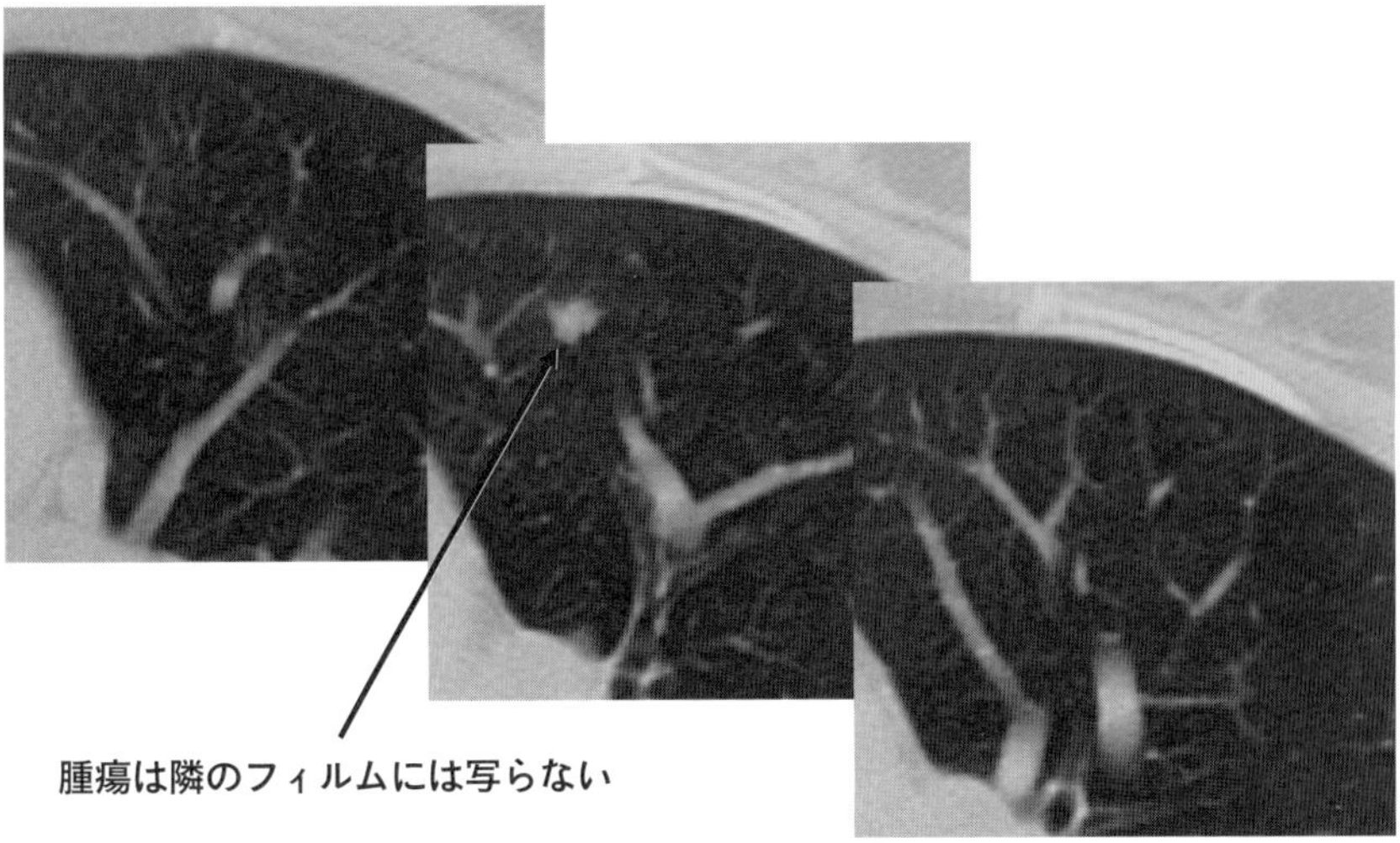

図1-1 縦に短いものをCTで見ると

断を進めるということは、研修医になりたてでも比較的普通に皆やっている。しかし、同じCTシリーズで隣の画像と比較するということは意外にあんまり行われていないようだ。理由は簡単。教科書にしても試験問題にしても、病変が最もわかりやすい画像1枚だけが提供され、それを読影することに慣れていて、その隣の画像を見て判断するという訓練がほとんどなされていないからだ。

ヒントは意外にすぐ隣の写真にあったりする。

通常のX線と異なり、CTなどでは臓器は全て断面で表示される。詳細な情報は得られるが、断面画像では解剖学的な位置関係や全体構造の把握が難しい。特に不慣れな学生や若い医師は、一つの画像に集中してそれだけの読影に必死になってしまうことが多いのだが、そんなときはちょっと立ち止まって隣の画像を見るといい。同じような小さなhigh density像でも、結節なら隣の画像には何も写らないが、脈管なら隣にもさらにその隣にも写っていて、長い構造物であることが明確になるし、追跡して根部にたどりつけば、どの脈管なのかも大概はわかる（**図1-1**、**図1-2**）。

さらに言えば、これは慣れてからの話だが、リンパ節、転移性肺

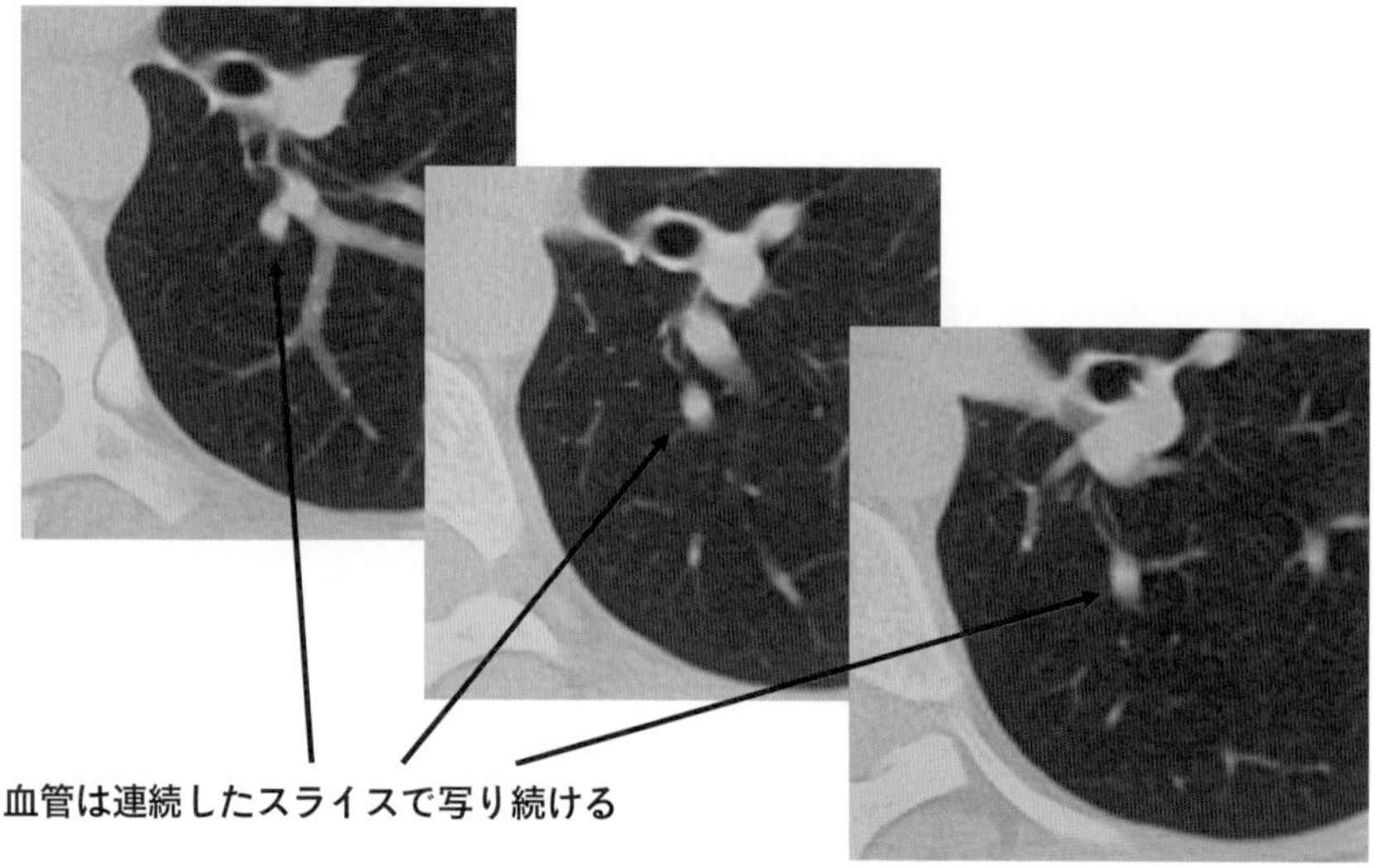

図1-2　縦に長いものをCTで見ると

がんなどを見つけるときは、上下に並んだスライスの画像をわざと連続して素早く切り替えていくと、1枚だけに写っている結節像がまるでサブリミナル効果みたいになんとなく見えてくるなんてこともある。この場合、あえて視線を一点に集中せずに、ある程度画像の広範囲を見るようにするのもコツだ。

現物のフィルムの時代は、9～12枚のCT画像が1枚のフィルムに印画されていた。それをシャウカステンで見ていたので、否が応にも隣の画像が視界に入ってきた。むしろ電子カルテの時代になってから、こういった「比較」がやりにくくなったのも確かだと思う。

自分から積極的に見に行こう

としないと、せっかく隣にあるヒントを見つけられない。

余談ですけど、最近は、断面画像の理解を補うものとして、血管や大腸などでは3D再構築画像が作られることも多くなった。脳の血管（基本的に左右対称なので、無意識の左右比較で、さっきの「サブリミナル効果による病変の発見」がしやすい）などはすでに一般化しているが、将来的には全てのCTやMRIで、検査をやれば標準的に3D画像がついてくる、な～んて世の中が早々にきっと来ると思いますけどね。

1-2

動く血管、動かない血管：特徴を知ってると便利ですよ

点滴をどうやって刺すか

点滴の手技は、研修医になって真っ先に先輩から教わる手技だろう。そのとき使うのはほとんどの場合、いわゆる留置針ってものだ。内筒が金属で外筒が合成樹脂っていう基本構造は変わらないが、留置針自体も昔よりずっと扱いやすくなっている。昔の針は内筒と外筒の間の滑りが良くなくて、外筒だけを進めようとしても内筒も一緒に動いてしまったりしていた。使用直前に外筒を2～3回滑らせ、進みやすくさせてから使うのがコツだったりしたものだ。

その滑りの点で、最近の製品は昔より改善している。昔は血液の逆流を確認して（その時点では内筒しか血管に入っていない）、さらに2～3㎜針全体を進めて外筒の先端を長く血管に入れ、それから外筒だけを滑らせて血管に入れろと教わってきた。しかし最近の針は、「2～3㎜針全体を進めて」をあまりやらずに（つまり、外筒先を十分に血管に入れることにあまりこだわらずに）外筒を滑らせても、スムーズに外筒が血管に入るような気がする（**図1-3**）。いや、これは単なる慣れのせいかもしれないので、断定的なことは言えないんですけど……。ただ、穿刺針に限らず、すべからく新製品に関しては、

旧製品に慣れたベテランの指導は必ずしも最適ではない

かもしれないってことは注意すべきだろう。

新製品は内筒の金属針の自動収納装置がついたりして安全にもなってきた。製品によっては、いっ

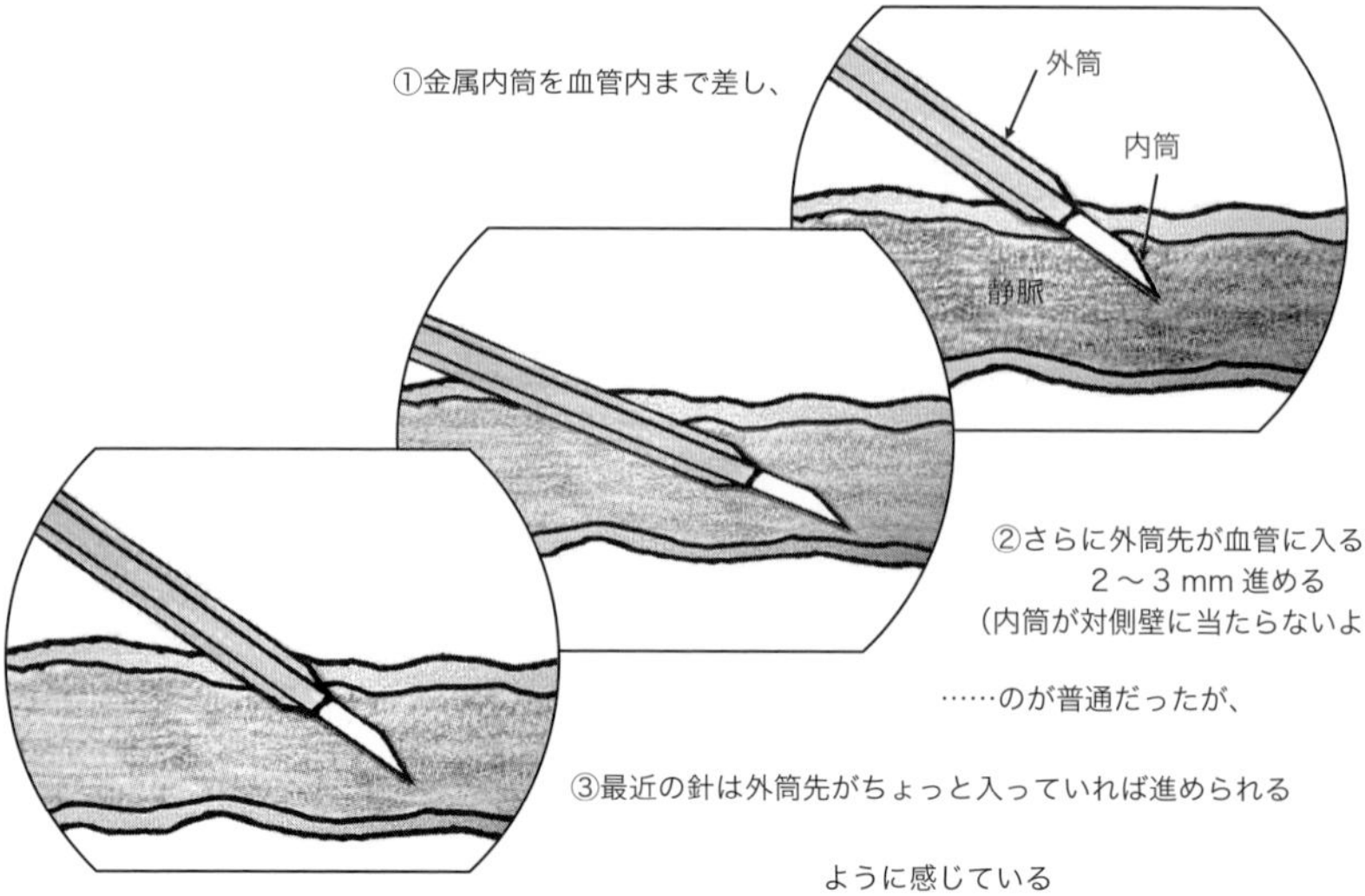
①金属内筒を血管内まで差し、
②さらに外筒先が血管に入るまで
（内筒が対側壁に当たらないように）
③最近の針は外筒先がちょっと入っていれば進められる

図 1-3　最近の留置針に昔のコツは要らない？？？

たん外筒を外すと安全装置が働いて戻せなくなっちゃうなんてのもある。昔のコツ、いや昔のクセで本穿刺前に外筒を滑らせちゃって、無駄にした針が何本あったことか……。滑りに加えて、金属針先端の切れ味や細い針の腰の強さも良くなっており、もはやロートルの域に達している自分でも、意外に点滴はミスらない。細い針での流量もさほど悪くない（22 G で 31 mL／分、24 G で 16 mL／分）ので、特殊な場合以外、太い針にこだわることもないように思う。

点滴をどこに刺すか

点滴の手技と違って、どの血管を選ぶべきかなんてことは、あんまり教わらない。とにかく前腕の上の方を駆血して、出てきたところに刺す。静脈の名前なんていちいち考えやしない。点滴に使える前腕の静脈で名前を覚えてるって言ったら、橈側皮静脈と尺側皮静脈くらいだろう。太い静脈であり、刺したくなる血管なのだが、両方とも結構クセがある。

橈側皮静脈は橈骨末端で文字どおり手首の親指側を通る太い静脈だ（**図 1-4**）。平均的な体格の人なら、刺せば血管にはほぼ確実に当たるだろう。問題は外筒を進めて行くとき。橈骨末端を過ぎたところで、この血管が急に皮下深部に向かって強く屈曲している人が少なくないことだ。こういう人では針先が深部に向かうため、結果

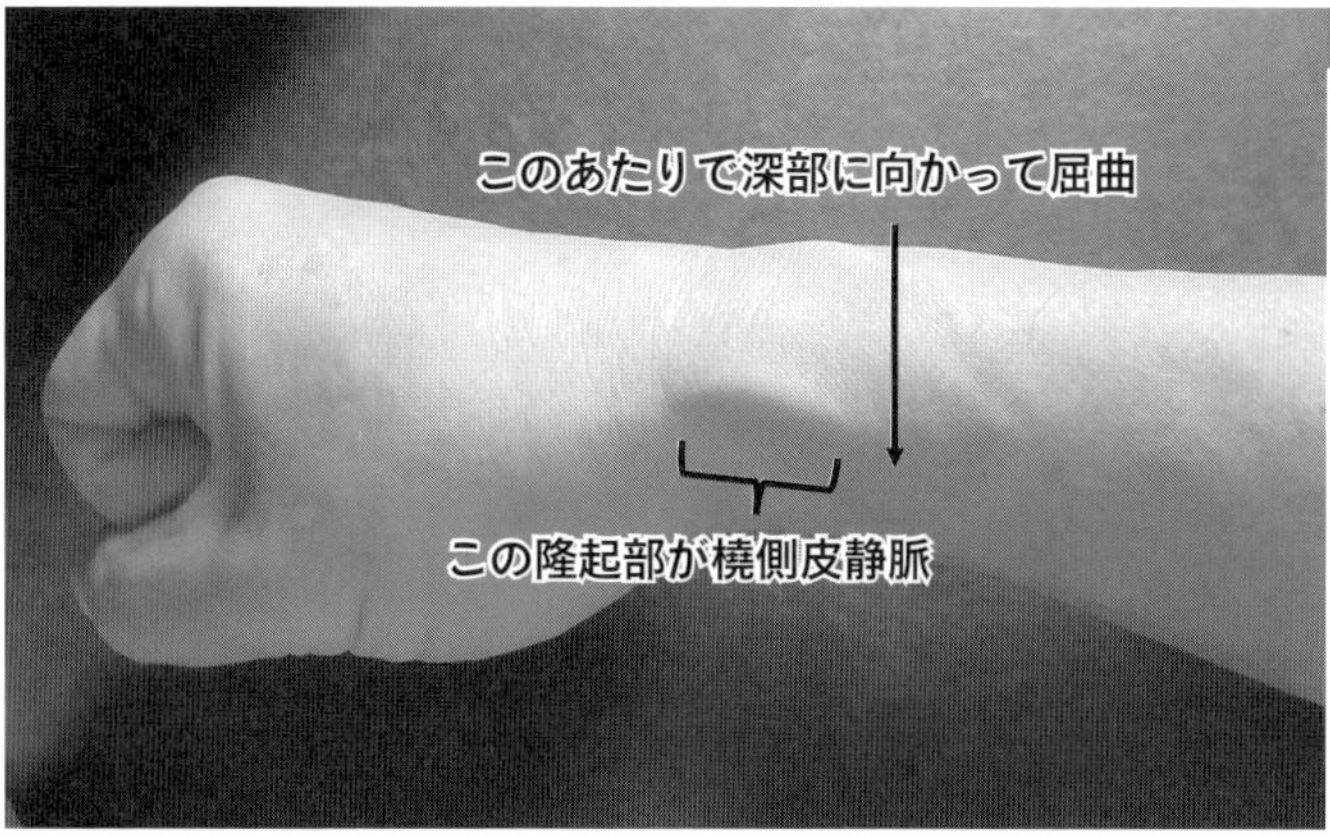

図1-4
橈側皮静脈

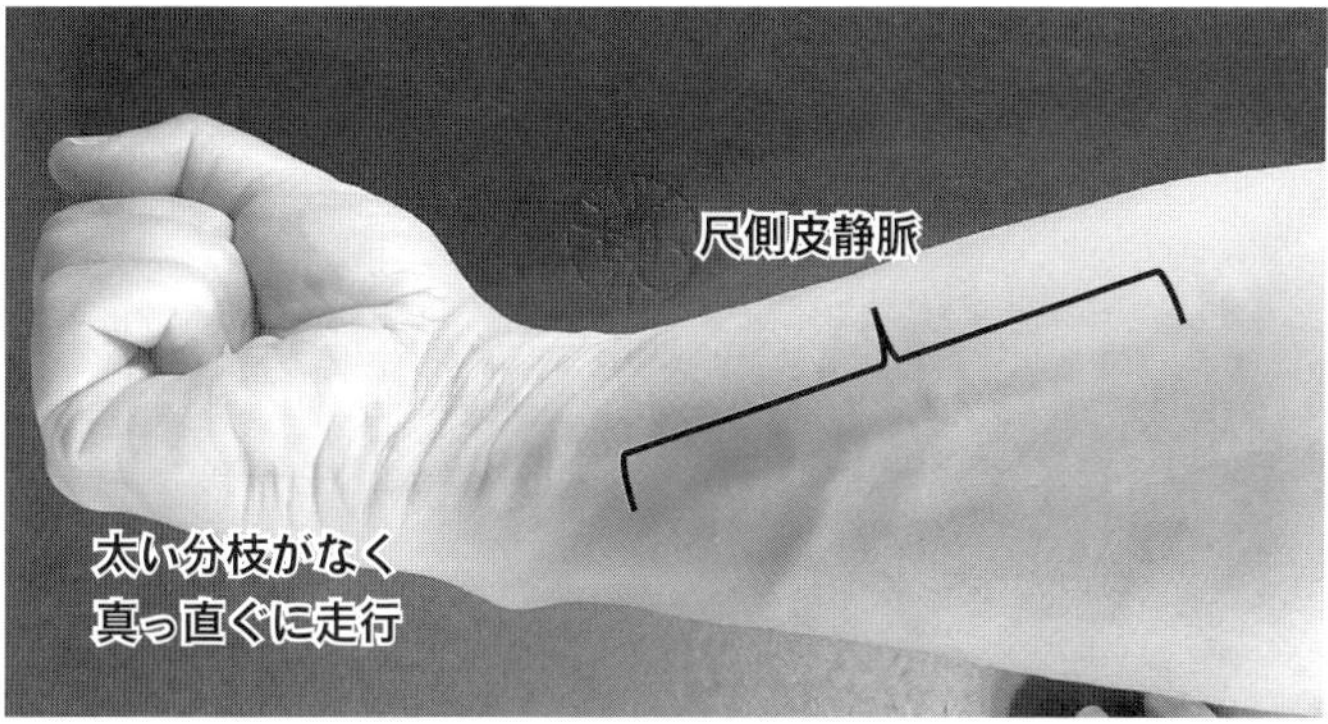

図1-5
尺側皮静脈

的に、外筒の根部が血管に突き立っている形になり、とんでもなく固定しにくくなってしまうことがある。あるいは、確実に太い血管に入っているのに点滴が滴下しないなんてことが起こりやすい血管である。後者の場合は、挿入をほんの2～3㎜戻すことで先端が屈曲部を外れ、途端にどっと滴下が始まったりすることも少なくない。

あと、まあこれは滅多にない例だとは思いますけど……私の外科の先輩で、普通だったら橈側皮静脈があるはずの位置に橈骨動脈があるっていう恐ろしい人もいたので、穿刺前の触診も油断はできませんよ。

尺側皮静脈は、尺骨末端近くから肘の内側まで、前腕伸側を斜めにほぼ直線的に走行する比較的太い皮静脈である（**図1-5**）。通常の注射や点滴をする姿勢では後ろ側に隠れているので、注射ルートとして使われることは少ない。何度も点滴を繰り返して屈側に使える血管がなくなったってときに、前腕をひっくり返してこの血管に目が止まると、「ラッキー、この太さと真っ直ぐさなら大丈夫だ、入る」ってホッとするのだが、実はこの血管も要注意である。周囲の結合組織が乏しく、見かけ以上によく動くのである。ひょっとしたら、結合組織が乏しいからこそ真っ直ぐ走行しているって言い方の方が正確なのかもしれない。皮膚に針を刺すまではいいのだが、結合組織の固定が弱いので、針先が血管に当たったときに血管の中心からちょっとでもズレてると、ヒョイっと左右に逃げる。血管の見かけが良いだけに逆に悔しい。この血管は多少内腔が細くなるのは覚悟の上で、強く引っ張って動きを止めて穿刺するのがコツだ。

書いてから気づいたんだけど、私自身の皮静脈が両方ともまさしくここに書いたとおりの形状だった。写真は実は自分の腕です。

？1-3 クリップはゆっくりかけろ。1個でいいから

止血は冷静に一発で決めるべし

外科的なものにしても、内視鏡的なものにしても、手術中に想定以上の出血が起こったとき、術者はとにかく早く止血しようという一心になる。想定外の出血が起こったら、焦りが出るのも当然だ。その焦りは術者のみならず、現場スタッフ全員に伝わっていく。そしてその雰囲気がますます術者を焦らせる。もちろん可及的速やかに止血するに越したことはないが、術者はここで慌ててやたらに鉗子で掴んだり、電気メスで絨毯爆撃したりしちゃいけない。可能な限り、圧迫で一時的に止血して、

冷静に出血点を探して、1回の結紮や縫合で確実に止血をせよ……と、外科のどの教科書にも書いてある！『なぜなん1』は教科書じゃないけど、手術の止血についてはそこでもいくつか触れた。

内視鏡止血も一回で終わらせるべし

内視鏡的な止血も同じはずだ。例えば、クリッピングなら1個で決めるべきである。もちろん、習熟した先生（修羅場をいくつもくぐり抜けてきた先生）はこれが素早くできるが……発展途上医師にとっては難しい。3つも4つもクリップを掛けまくって、挙げ句の果てに3番目のクリップをワイヤーから外すときに最初のクリップに引っ掛けてクリップが抜けちゃったなんてことが起こったりする。これを1発で止めるにはいくつかコツがある。私自身そんなに上手い腕を持ってるわけでもない（正直この歳でまだ発展途上……いや多分もう発展終了？）。だが、見たこと聞いたことを文章にすることだけは得意なので書いていきたい。

①洗浄はどこかで諦める

外科手術と異なり、内視鏡では十分な圧迫止血は困難だ。出血点をある程度きれいに洗浄し、出血しているところを明確に見ながら止血をするのが最善の策なのは間違いない。しかし、多くの場合は洗浄によっていったん綺麗にしても、またすぐに血が溜まってくる。ここでまた洗浄をしてもイタチごっこになることが多い。洗浄で出血点を見つけたら、それを目に焼きつけ、再び血溜まりができて多少見にくくなってきても「ここだ！」と確信を持って止血していくという、次善の策に移行するタイミングを逃さないことだ。

②内視鏡を動かしながら止血する

患者は呼吸をしているので出血点も動いている。止血の準備中にもスコープを操作する左手の指を休めずにリズムを取るようにして、内視鏡を呼吸に合わせて動かす。Up-Down と Right-Left を同時に動かすのは難しいが、呼吸の方向に近いどちらか一方でも動かし続ければ、出血点の相対的な位置のズレはかなり抑えられる。

２０１９年の秋、とある学会でオリンパスのブースに新型３D腹腔鏡を見に行った。カメラや画像そのものよりも目についたのが Up-Down と Right-Left の操作グリップ。ゲームのジョイスティック型になっており、親指一本の小さな操作で上下左右の動きが同時にできる！ってことは、呼吸に完全に合わせた斜め方向の移動も簡単にできるはずだ。そのときブースで聞いたところ、消化「管」内視鏡にはまだ応用されてないってことだったし、２０２２年4月にオリンパスの担当者に会ったのだが、腹腔鏡では販売されているが消化管内視鏡ではまだとのことだった。でも将来これが標準化されれば、わざわざ我々オジサン世代が細かいことなんか言わなくたって、ゲームに慣れてる若い世代のドクターたちは、ほとんど無意識のうちに呼吸に合わせてスコープ先端を動かすようになるんでしょうね。

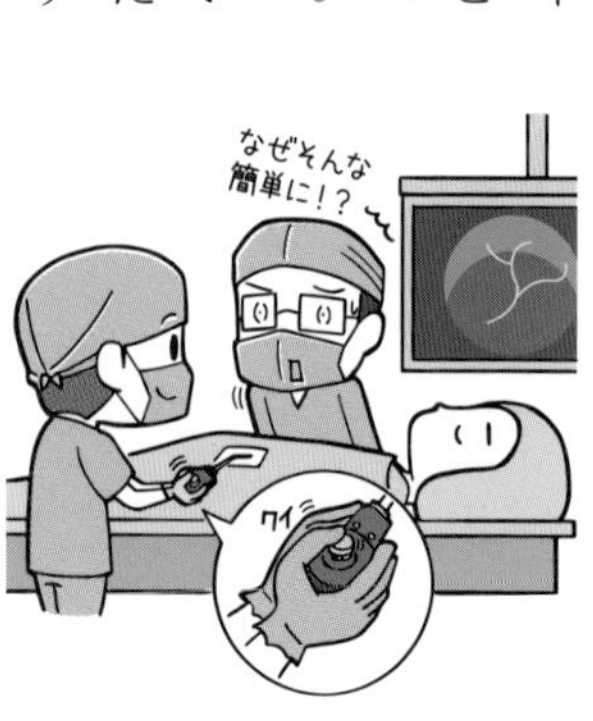

③クリップはゆっくり掛ける

出血点にクリップを当て、助手にファイアリングをしてもらう。このとき、普通は0.5秒くらいでファイアリングするのが平均的だろうか。普通に力を入れてハンドルを引くと、このくらいの時間になるからである。特に頑張っている助手は自然に力が入って、ますます短くなる。もちろん、明らかな露出血管などでの場合をはじめ、ほとんどはこの自然なやり方でうまくいく。しかし、潰瘍側面からの出血で血管が引っ込んでいる場合などで、比較的幅広くクリップを掛けたいような場合（外科手術で言えば、結紮止血ではなく縫合止血を要するような場合)、私はあえて2秒くらいかけて、ゆっくりファイアリングしてもらうことが多い。ゆっくりとクリップを閉じながら、クリップが跳ねないようにワイヤーが緩まないように押しつけ続け、さらにクリッピングの幅や位置の最終的微調整を行っているからである。このやり方をすると、多くの場合クリップは組織にかなり深くめり込む。ポイントがずれていなければ、クリップはだいたい1個で十分だ。というか、2個3個と欲張ると、1個目のクリップと重なったり、それがずれたりしてドツボにハマることを何度か経験している。最悪の場合、はじめに書いたようにせっかくの第1クリップが取れてしまってかえって出血が悪化したりもしかねない。どこでやめるかの見極めも大切だ。

患者、器材、自分の腕に応じて臨機応変に器械操作

さっきの「ジョイスティック」なんか典型的だが、内視鏡はスコープ本体のみならず、クリップなどの器材も、モニターの画質も急速に進歩している。ここで書いたこと自体がどんどん時代遅れになっていく可能性も十分にある。過去に教わった方法にこだわることなく、臨機応変に器械操作せねばならないことは、外科だろうと内視鏡だろうと変わらないし、いつの世でも間違ってはいない。

1-4

糸を切る長さ、糸を縛る回数、糸を抜く時期

縫合結紮のときの糸結びの回数は、術後に抜糸をする縫合なら「単結紮＋逆方向の単結紮」の2回

だけだろうし、重要な結紮なら「二重結紮＋単結紮＋逆方向の単結紮」の外科結紮（3回の結紮）を用いるのが一般的だ。その使い分けは、どの教育病院でもしっかり指導されていると思う。

では、糸を切る長さはと言うと、結紮部から糸を切離する長さは基本的には3～5㎜くらいと教わっていることが多いだろう（もっと短いかな？）。ただ、この長さはケースバイケースで変化させねばならない。多くの教育病院ではしっかり指導されていると思うし、

理屈で考えれば当たり前なことをやる

だけなので、説明するまでもないと思うのだが、ここで考え方を少し整理しておきたい。場合によっては4回目、5回目の結紮を行う場合もあることにも触れていく。ついでに抜糸時期の考え方にもちょっと触れる。

糸を切る長さは、太さ、構造、結紮法で変えよう

①糸の太さ

細い糸なら結紮部の結び目は小さくなるが、太い糸では大きな塊になる。糸をあまり短く切ってしまうとほどけやすい。当然の理屈であり理解は容易だ。

② monofilament か multifilament か

外科の世界で前者はモノフィラメントと日本語化してますけど、なぜか後者はカタカナで呼ばれることは少なく、編み糸とか撚り糸とか呼ばれてますね。テニスラケットのガットとかではマルチフィラメントと呼んでるようなのでここでは multifilament って呼称します。

例えば、ナイロン糸は前者であり、絹糸は後者だ（理論的にはナイロンで multifilament にもでき

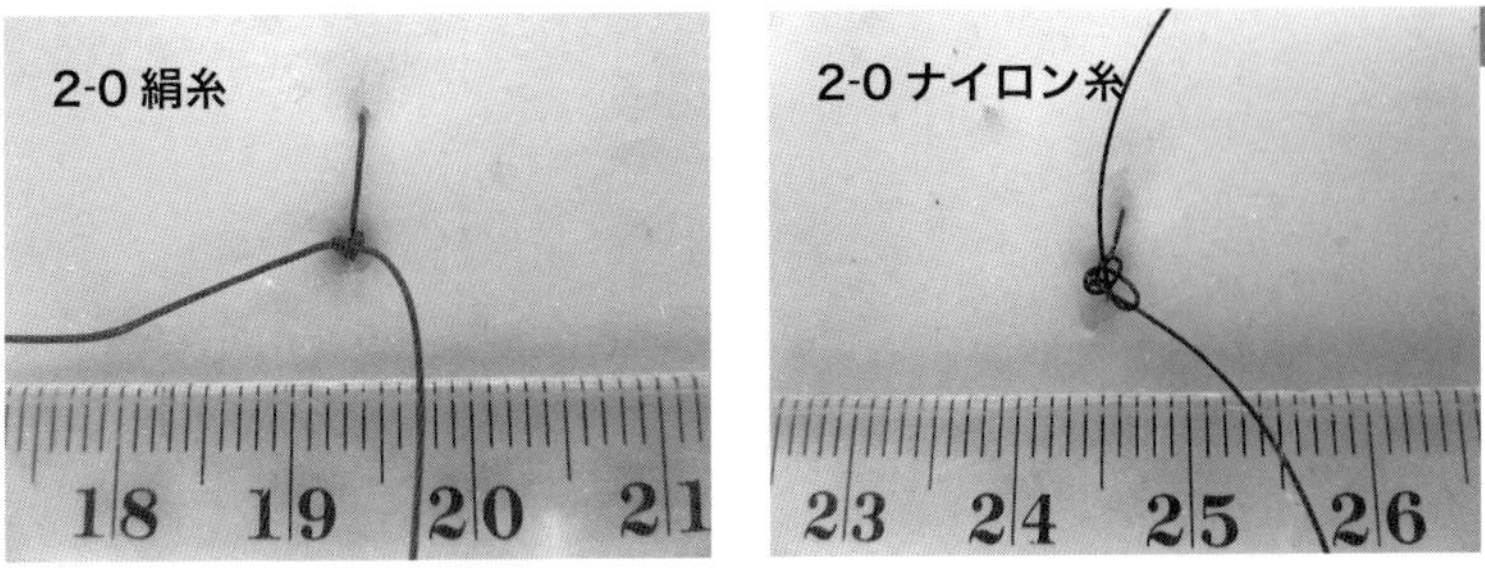

同じ力で締めた外科結紮だが、monofilamentのナイロン糸の方が結紮が緩い。

るはずだが、少なくとも医療用の糸でナイロンといえばmonofilamentだ）。monofilament糸は折り曲げにくくピンピン跳ねてしまうので、どんなに力を入れて締めても時間が経つと一定の大きさまで結節が緩んでしまう（**図1-6**）。換言すれば、ある限度以上の力や時間をかけて締め上げても意味はない。当然、糸を切る長さもある程度長くしないと、結紮がほどけてしまう。そんな理由もあって、ナイロンは結紮自体3回じゃなく5回くらいやった方が安全だ。

③結紮方法

いわゆる男結びか女結びかの問題である。外科結紮ならば普通は男結びであることが多いが、糸の長さなどによっては、連続した同じ片手結びで女結びをする場合もある。この場合、何回結紮しても一方の糸はほとんど直線状で、それにもう一方の糸が巻きついた構造になっている（**図1-7上**）。したがって、結紮の根部側から前者の糸を引っ張ると思いのほか簡単に抜けてしまう。当然糸を短く切るのは危険だ。これも5回くらい結紮した方がいい。

なお、男結びが解けにくいのは、力の加わる糸が1回ごとに交互になるため、一方の糸だけ直線化しないからというのが大きな理由だ。片手結びでは例え男結びにしたとしても、「一方の糸はほとんど直線状」になる点は実はあまり変わらない。

男結びだから緩みにくいとは限らない（図1-7下）。

図1-7

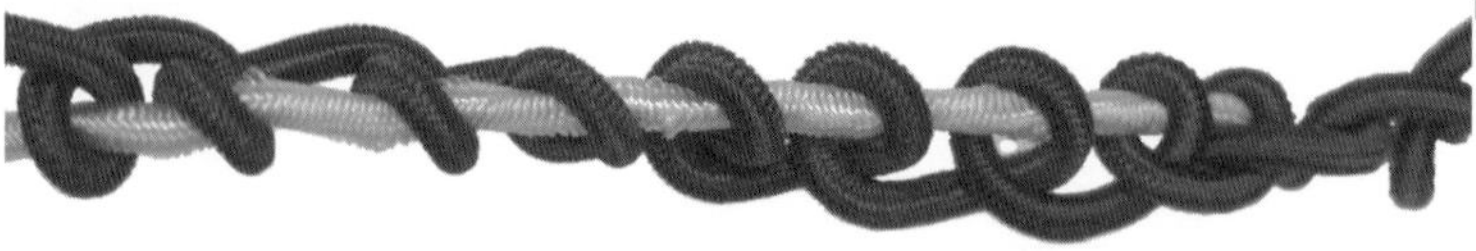

右手で白糸を保持し、左手で同じ片手結びを繰り返したもの。
白糸を引くとほどけやすい。

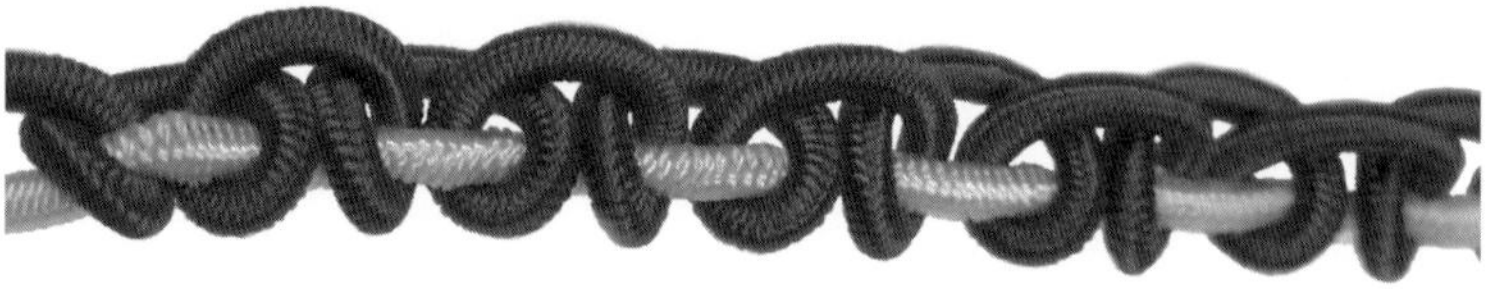

右手で白糸を保持し、左手で異なる片手結びを繰り返したもの。
「男結び」だが、やはり白糸を引くとほどけやすい。

④糸の滑り、特殊な糸

Covidien社のV-Loc糸のように、滑り止めの「かえし」がついていて、特別に滑りにくい構造になっているものもある。糸の断端が腹腔内に残る場合、むしろ短めに切って腸に癒着しないようにすることが業者からは勧められている。なお、この糸については次節（1-5）でも取り上げる。

⑤結紮の位置

例えば、腹腔鏡下の腹膜縫合で結紮が腹腔内で行われたならば、腹腔内遺物を少しでも減らすために糸の断端を短く切りたくなるのは合目的的で理解できる。しかし、その反対に結紮を腹腔外（腹膜と筋層の間）で行うならば、腹腔内臓器癒着の問題は起こらないので、糸の断端は長く残してかまわない。皮下埋没縫合で結紮を深部脂肪層に置いたときも同様だ。

⑥連続縫合か結節縫合か

もし結紮がほどけてしまったとき、当然ながら連続縫合の方が大問題になる。結節縫合なら、はっきり言って1本くらいほどけても問題にはならないことが多いだろうし、糸の断端の数が多いので、その影響の方を重視すべきかもしれない。

そもそも、糸の断端はなるべく短く切れと言う指導は、天然非吸収糸が主流で「異物反応」が問題になった時代からの継承だ。現在は合成吸収糸（それも異物反応が少ないように研究開発されたもの）が主流になっている。昔の教え方が間違っていたわけではない。

時代とともに正解は変わる

ってことを自分で意識しなきゃいけない。縫合みたいに昔と変わらないように思えることこそ、エライ先生に教わったことをそのまま踏襲するんじゃなく、「なぜなんだろう」を自分で考えて、発想自体を変えるべきだろう。

こんな例もある。私はヘルニア嚢根部の結紮糸は2㎝くらい長く残して切っている。上にメッシュを置いたときに、メッシュとヘルニア嚢根部の位置関係が確認しやすくなるからである。大きな異物であるメッシュに触れるたかだか1～2本の糸で、異物反応を少なくすることを優先しても意味がない。

糸の断端の長さなんて大した問題ではないが、

目的を考えるという習慣をつける

にはもってこいの手技でもある。

上述の諸要件とは別に、私自身の経験で問題になったことが一回あった。

消化管吻合に私はAlbert-Lembert縫合を使うことが多い。時代とともに使用する糸は変えてきたが、最近は全層縫合を4-0 monofilament吸収糸で行い、漿膜筋層縫合を3-0 multifilament吸収糸で行っている。胃や小腸の場合、前者は連続縫合で、後者は結節縫合で行う。

これはmultifilament吸収糸をJohnson & Johnson社のDexon糸からVicryl糸に変えてから、し

ばらく日が経っていた頃だったと思う。

教授執刀の胃全摘術で、いつものように漿膜筋層縫合を結節縫合で行っていた。食道挙上空腸吻合と十二指腸断端閉鎖の全層縫合は器械で行い、漿膜筋層縫合の手縫いは補強のみだったが、Y脚の空腸空腸吻合の漿膜筋層縫合は手縫いで密に行っていた。Vicryl 糸の扱いには慣れていたつもりだ。全くいつものように行っていたのだが……ふと見ると、漿膜筋層縫合の結紮が緩んで3番目の単結紮がほどけたところがある。たまにはこんなこともあるだろうなって、大して気にも留めずにすぐ近くに補強縫合を追加した。ところが、しばらく縫合を続けて、またほどけたところを見つけた。あれあれと思って確認すると、全周の縫合のうち、10か所以上で全く同じような緩みが生じていた。縫い直して糸を動かしてみると、あたかも細いナイロン糸のようにやはり少し緩んでくる。仕方ないので、ほとんど全周性に漿膜筋層縫合をやり直し、結紮も3回ではなく4回以上にし、糸を切る長さもいつもの倍くらいにした。慣れているはずの糸だが、明らかにそのときだけいつもと違っていたのは確かだ。後日 Johnson & Johnson 社に報告してきちんと調査してもらったのだが、特にそのロット番号の糸に異常は発見できなかったそうだ。それ以降の手術でも、同様の異常を感じたことはなく、Vicryl 糸は今でもほぼ全ての手術で愛用している。結局原因不明なのだが、事実起こったことは間違いない。

滅多に起こらないことだとは思うが、こんなこともある。ご注意いただきたい。

「念のために抜糸は遅めに」は危ない！

糸を切る（抜糸）時期だが、標準的には術後1週間と教えられるだろう。しかし、7日という数字に医学的意味はない。7日を1サイクルとする宗教的習慣と、傷の治る時間がたまたまほぼ一致したってだけだ。仮に、東洋の宗教が世界を支配していたら、大安の日に縫合した糸は6日後の大安の日に抜くってのが、世界標準になってたのかもしれない。

宗教問答はさておくとして、抜糸の時期も本来は傷の状態、患者さんの状態によって変えていくべきものだ。形成外科医は皮膚表層の縫合を3日で抜糸することが多いが、これは糸によって皮膚に瘢痕が残ることを防ぐものであり、形成外科の目的に則った論理的行動だろう。

一般外科でも、小児（新陳代謝が大人とまるで違う）なら早めに抜糸、高齢者・可動部（関節直上など）・下腿（うっ血や浮腫で見た目以上に癒合が遅れがち）なら遅めに抜糸というのは多くの医師が実践している。

抜糸の時期を左右する点を一つ追加しておきたい。

時間が経つと、糸（特に結紮部）が埋もれてくるということである。医者が縫うのは無生物の布じゃなく生物の体だ。縫合面がくっつくだけじゃなく、新陳代謝で新しい組織が深部から浅部へとどんどん出てくる。だからこそ、縫合糸による皮膚瘢痕なんてものができるんだ。ということは、結紮点は日に日に皮内に埋もれてくる。これを観察しないで、単に傷が開くのが怖いってだけで抜糸を遅らせ続けると、いざ抜糸する段になって結紮点が皮内に埋もれてしまい奥にある糸が引っ張り出せないなんて、いらん苦労をすることになるし、下手をすると結紮点の下の糸を2本同時に切っちゃって、残った糸が一瞬で引っ込んじゃって、それをほじくり出すのにまた傷をいじらなきゃいけないなんて面倒くさいことになったりする（ハイ、ご想像のとおりです。すみません。自分のやらかした経

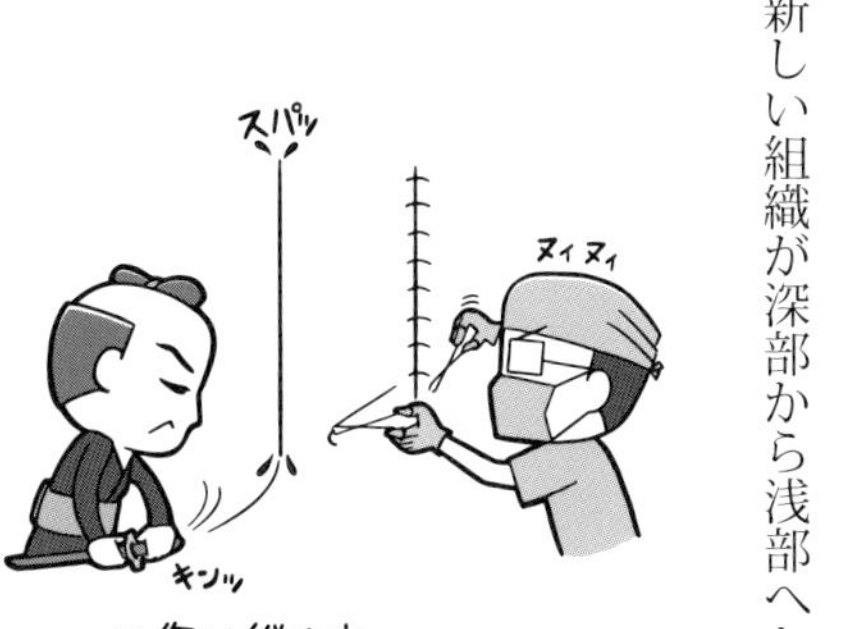

刀傷は縦1本
縫合傷は縦1本＋横多数

験談です）。

あらかじめ決めた日程にこだわることなく、創の状態を

糸の状態を含めて観察することが、「包交」の意義

だってことを忘れないように。

えっ？「包交」って言葉が分からない？「包帯交換」の略に決まってるでしょ……ってこれ『なぜなん1』で分かりにくい業界用語の筆頭として自分が槍玉に挙げた言葉だった！

自分自身どんどん頭が固くなってるなー。素直に反省しなきゃ。

？1-5 あの「端に輪のついた腹膜縫合針糸」の結び方

腹腔鏡下手術の導入によって、外科医が新たに覚えねばならないテクニックは数々ある。なかでも、多くの外科医にとって最初の関門となる操作は、指を使えず、なおかつ器械の可動範囲の狭い状況での腹腔内縫合結紮操作だろう。どの先生が書いた教科書を見ても、上達するには「ドライボックスなどを使った日頃の練習が大切だ」って書いてある。練習が大切なのは手術に限らず、どの世界でも当たり前のことだし、それを否定するつもりは毛頭ない。

3Dはあった方がいいに決まってる

その一方で、手術操作を容易かつ安全にする新しい器具・機械が次々と開発されている。大規模な機械としては、３Ｄ腹腔鏡システムがある。私もこれを借りてヘルニアの手術をやったことが１回

だけある。2Dで普通にできている剥離操作などではあまり差異を感じなかったが、縫合結紮時の針の持ち替えなどが、いつもの2Dより絶対的に楽で、「ストレスねー！」って思わず術中に叫んでしまった。ベテランの先生方の中には、「上達すれば2Dも3Dも変わりません。そのくらい練習することが大切なんです」という意見も根強い。全くの正論だし、特に手術が修羅場に陥ったときは練習を繰り返した術者が強いというのは外科医にとって絶対の事実だが、ともすればそれが、新しく開発された便利で安全な道具を使うことを見下すような印象を与えてしまっているのが気になる。楽に（すなわち安全にということ！）できる道具は、大いに活用していただきたいってのが（縫合結紮がまだまだお上手じゃない）私の意見だ。あっ、もちろん、お値段の問題が機械導入の最大のネックなのはよ～くわかってますよ。うちも3D腹腔鏡システムなんてとても買ってもらえる財政状態じゃないし……。

説明書には書いてない方法だけど……

その点、針や糸などのその場で使い切る素材は導入しやすい。さっきもちょっと書いたが、糸の緩み防止のための多数の棘（かえし）があり、さらに糸の端に簡易縫合用の輪のついたV-Loc腹膜縫合糸が典型的だろう。糸の端を残し過ぎると癒着性腸閉塞の誘因となるなんて報告もあるが、何しろ糸結びという一番面倒な操作が不要だし、連続縫合の途中で1針ごとに縫合の強さを調節できるといった利点もあり、私も多くの症例でこれを使っている（いや、もちろん、腹腔内結紮が苦手ってのが導入の最大の理由でしたけど……）。

ただ一つ気になっていることがある。

端についている簡易縫合用の輪の取り扱い方である。Covidien社のパンフレットでは、腹腔内で

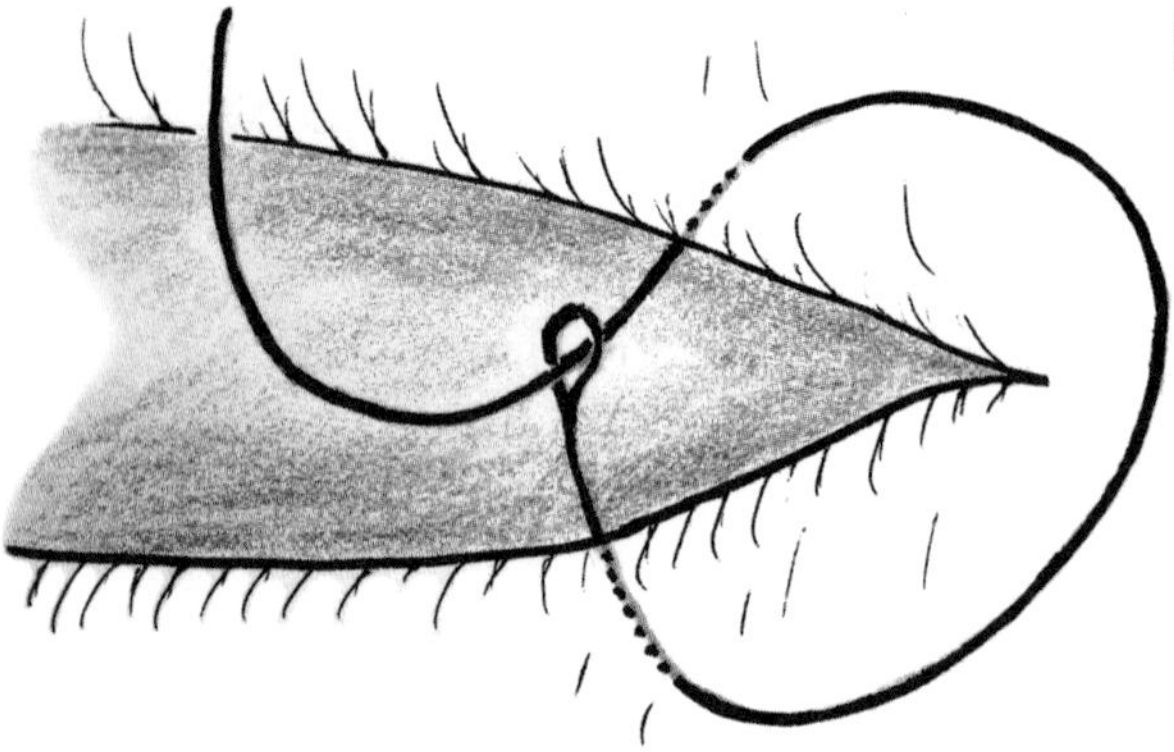

図1-8
V-loc糸の
普通の締め方

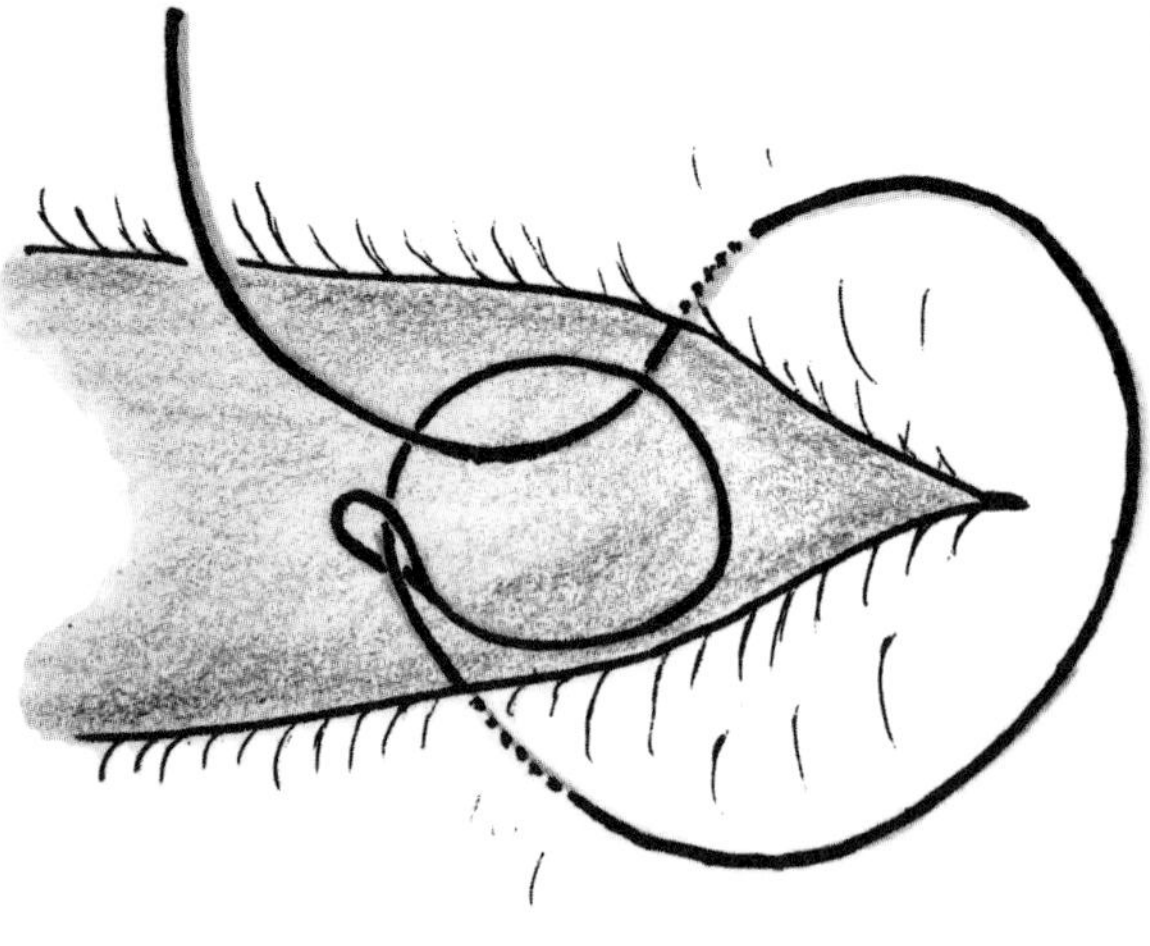

図1-9
V-loc糸の
私の締め方

腹膜縫合を1針かけてから、針を輪に通すこととなっている（**図1-8**）。穴の大きさは3㎜程度。この輪に針を通すのが大変。さっきも触れたが、3Dで立体視できれば簡単なのだが、2Dだと距離感がつかめず、輪を固定して針を動かすと空振りの連続。空振りしないように針を固定して輪の方を動かすと、針が輪に深く入らず、すぐに抜けてしまう。ハッキリ言って、ここが腹膜縫合の一番の律速段階になっていた。

それがあるとき、ふと思いついた。

「V-Locが緩まないのは、かえしの棘の作用であり、端の輪を小さく締めつける必要はない。だったら、輪の形や大きさは変えてしまっても理論的には問題ない」

糸を体内に入れる前に針を一度輪に通して、軽く締める。そうすると輪のところにもうひとつ大きな「輪2」ができる。いろいろやってみたが、輪2は大きさ2㎝くらいがちょうどいい。この状態で体内に入れ、通常の縫合と同様に腹膜に一度通してから、大きい方の輪2に針を通して、しっかり締める（**図1-9**）。輪のところの糸の塊が若干大きくなるが、これは言うなれば単結紮を外科結紮にした違いでしかない。それに、どっちにしてもここは腹膜の裏に隠れてしまう部分だから腸管癒着の問題はない。

この方法を使うようになってから、「律速段階」が随分速くなった。「こういう方法使ってもいいの？」とCovidien社のMRさんにも聞いてみたことがあるのだが、「会社として公式にお勧めすることはできません」との回答だった。第2章で触れる「添付文書」と同じことで、統計的データがないものは規約上言いたくても言えないんでしょうね。でも、

理論的には問題ないはずなので続けている。

おそらく、この方法を使っている外科医は世の中に実際は大勢いると思うけど、言うほどの大した工夫じゃないと思っているのか、私が知らないだけなのか、なぜかこの方法を耳にしたことはない。2020年の九州ヘルニア研究会の特別講演で発表しましたが、特に反対意見は出なかったです。

第2章 シンプルなメカニズムを思い出そう

シンプルなことにこそ「なぜ？」を考える習慣をつけようってことは前著『なぜなん1』でも色々書いたけど、それから気づいたことや、外科とは関連が少なくて書かなかったことが実はたくさんある。改めて、「シンプルなメカニズム」についていくつか書いてみたい。

2-1 切り傷に moist wound healing は不要

家庭で行える moist wound healing（湿潤療法）の主役とも言える「キズパワーパッド」はもはや普通の絆創膏だ。傷が3倍早く治りますって場合も実際少なくないので、こいつの普及は必ずしも悪いことではない。ただ、どういう傷にこれが使われているのかを見ると、必ずしも適切な使い方がされているとは思えないことが多い。

擦り傷は wet に

新しい皮膚を作り出す細胞（すなわち、乾燥させてはいけない細胞）が創の表面に広く広がっている症例が moist wound healing の最適例であることは、容易に理解できるだろう（**図2-1**）。これすなわち、広くて浅い擦過傷（つまり擦り傷）で、真皮層や皮下組織が露出しているが、感染のリスク

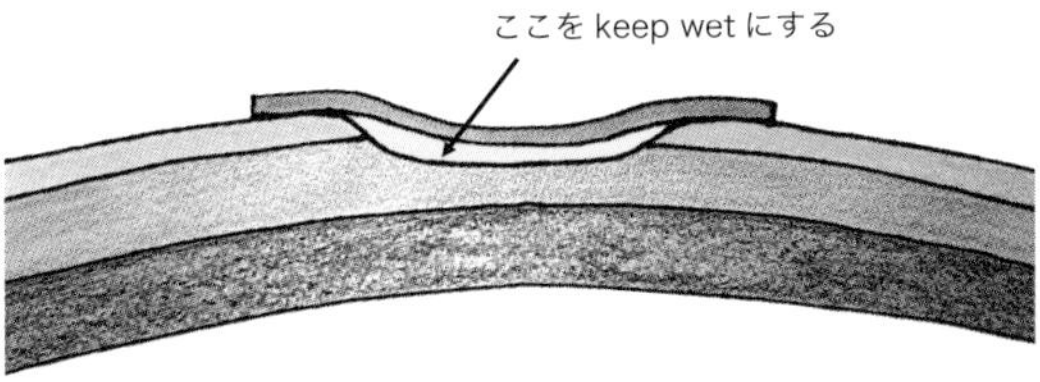
表皮
真皮
皮下組織

図 2-1
擦過傷の場合

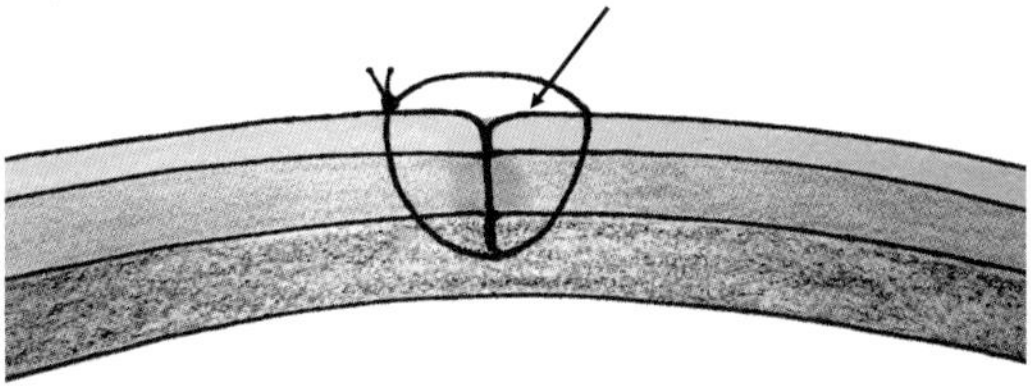
生物学的には「死んだ組織」である表皮を wet にする意味はない
表皮
真皮
皮下組織

図 2-2
縫合創の場合

が低い状態（壊死組織、異物などが取り除かれている）に他ならない。これももはや教科書的事実だ。なお、真皮が全層欠損に近い状態（擦り傷としては少々深め）だとしても、創面に体毛が残っている状態なら、毛根周囲の深いところにある皮膚細胞は生きていることが多いので、そこから新しい皮膚ができてくるそうだ。

じゃ、そうじゃない傷にはどんなものがあり、どういう治療が適切なのか？

切り傷は dry に

縫合やテーピングを行った切創（切り傷。手術創もこれに含まれるだろう）はどうか。

切創は中心に線状の創はあるが、癒合過程にある組織は真皮から深部にあり、外側は表皮で覆われている。当然ながら、表皮を moist にする必要はないし、ドレッシング材が再生組織に固着する心配もない（**図 2-2**）。むしろ、創面同士を癒合させるためには、創の内部つまり真皮層や皮下組織層に溜まった液体は積極的にドレッシング材に吸収させて組織を密着させるべきであろう。極論かもしれないが、過剰な "keep wet" は創癒合に害になる場合だってありうる（**図 2-3**）。ドレッシング材はガーゼなどの吸湿性のあるものでいい。つまり、キズパワーパッドじゃなくて、昔ながらのガーゼ付きバンドエイドで良いはずだ。事実、外科手術では縫合後2～3日したらドレッシングを全く当てない open 状態（すなわち、完全なる dry 状態）としてもいいとされているこ

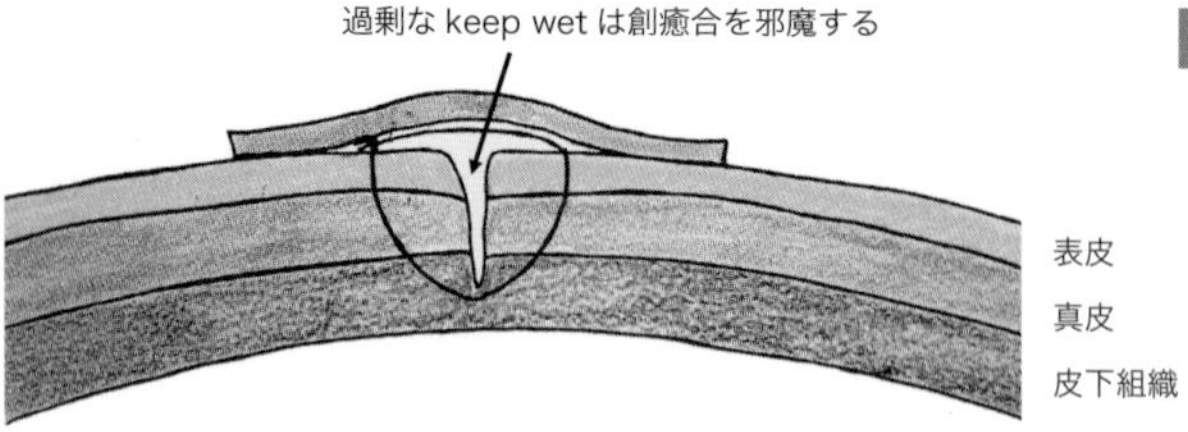

図2-3
縫合創にkeep wetをすると

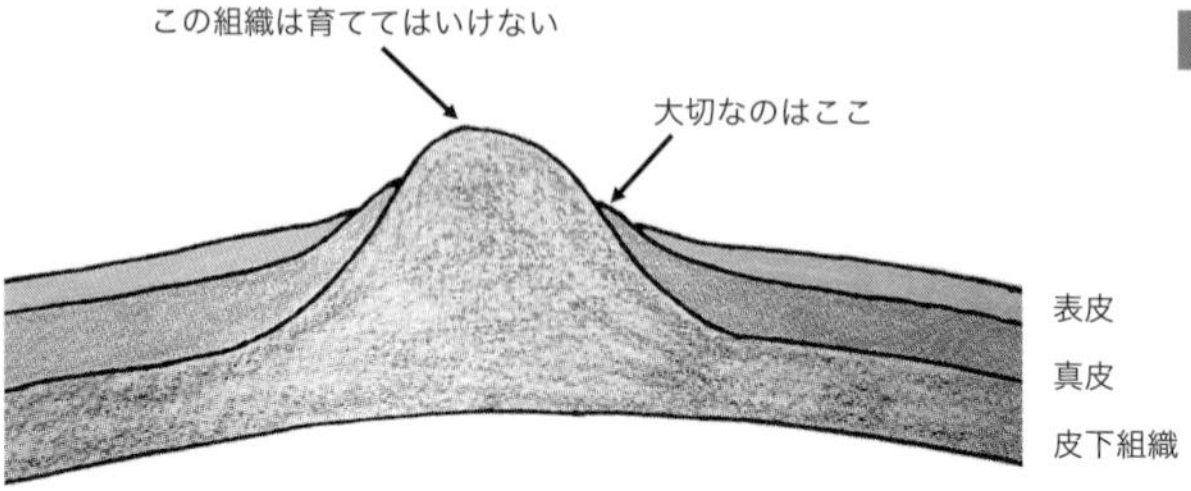

図2-4
過剰肉芽の場合

とを考えれば、納得できるだろう。

皮下組織まで含む大きな欠損状態になっている創（深い褥瘡のようなもの）ではどうか。

欠損創では再生組織をmoistな状態に保つべきであることは間違いない。ただし、（適切な器材が用意できればの話だが）創浅部の通常のmoist wound healingの前に、陰圧閉鎖療法（negative pressure wound therapy、NPWT療法。私はV.A.C.®療法と呼ぶことが多かったんですが、V.A.C.®が登録商標だってことは、この原稿を書いてて初めて知りました）で陰圧をかけることや、成長因子製剤の使用など、積極的な深部組織再生促進が必要となる。

肉芽は？

過剰肉芽のある創（嵌入爪周囲などで見られるもの）はどうか。

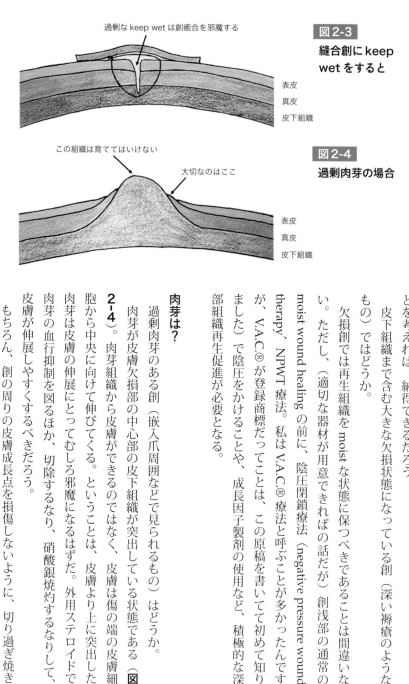

肉芽が皮膚欠損部の中心部の皮下組織が突出している状態である（**図2-4**）。肉芽組織から皮膚ができるのではなく、皮膚は傷の端の皮膚細胞から中央に向けて伸びてくる。ということは、皮膚より上に突出した肉芽は皮膚の伸展にとってむしろ邪魔になるはずだ。外用ステロイドで肉芽の血行抑制を図るほか、切除するなり、硝酸銀焼灼するなりして、皮膚が伸展しやすくするべきだろう。

もちろん、創の周りの皮膚成長点を損傷しないように、切り過ぎ焼き過ぎには十分注意せねばならない。固体の硝酸銀棒がこの点では非常に扱いやすかったのだが、今はほとんど手に入らない状態なのが残念だ。

こういう多様な状態が一つの創で見られることが多いのが重症熱傷である。創が今どの状態にあるかを観察して、植皮などの手術的処置を含め、先述の全ての方法を駆使して治療することが多い。熱傷のような重症疾患なら一生懸命考えて対策を取るのだが、軽症の外傷だと、何も考えずに moist wound healing にしているケースが目につく。商品によっては、moist wound healing 目的で作られた弱粘着シートゴム製のはずなのに、粘着性が意外と強く、再生上皮にくっついてしまうなんて本末転倒だろってものも正直ある。実際の傷は「擦り傷」「切り傷」と明確に分けられるとも限らないので、この項に書いた治療法のようにスパッと割り切れるとは限らないが、ことが外科医には必要でしょう。

観察しながら、考えながら治療する

2-2

ポビドンヨードと乾燥：難しい化学反応じゃないんだけど……

消毒薬の種類

消毒薬にはいろんな種類がある。現在の医療現場で一般に使うものとしては、芽胞だとかにも有効な次亜塩素酸ナトリウムが最強だろう。その他にも、ヒビテン®アルコール、ヒビテン®グルコネート、ポビドンヨード、70%エタノールなどなど。何が何に有効であるかいちいち覚えてはいないにしても、専門書には一覧表付きで詳しく書かれており、例えばアルコール系手指消毒薬はインフルエンザウイルスやコロナウイルスには効くけどノロウイルスには効かないなんてことは、最近は一般の人でも結構知っている。ここではその表を載せることはしません。専門書を見てください。新型コロナウイルス感染症（COVID-19）の流行もあって、次亜塩素酸ナトリウムと次亜塩素酸水の違いなんて、以前はかなりマニアックだった知識も一般化しつつある。

医療関係者ならば、消毒薬には毒性があるってことも一応知ってはおきたい。COVID-19 肺炎防止対策のつもりで、次亜塩素酸ナトリウムの高濃度液を薄めずに家中の消毒を毎日やって、そこから発生したガスで肺炎になったなんて笑うに笑えない事故も海外で実際に起こっている。「人畜無害」ってラベルに表示してあっても、真の意味で無害な殺虫剤は存在しないってことと同じだ。

消毒薬の時間

消毒薬は種類による有効性の差のほかに、注意しなきゃいけないことがもう一つ。十分な効果が出るまでに、どのくらいの時間がかかるかってのも問題になることがある。こっちは専門書を見ても一覧表ってものはあんまり目にしたことがない。しかし例えば、一般にヒビテン®アルコールやヒビテン®グルコネートと比べるとポビドンヨードは消毒に時間がかかるってのは、特に外科系の医療者の間では比較的よく知られた事実である。手術術野をポビドンヨードで消毒したときに、先輩から「乾くまで待て」って指導されたことのある外科系医師も多いだろう。

ただここでときどき問題になるのは、「乾くまで待て」ってのを「ポビドンヨードは乾かすことで消毒する」って誤解している人が、プロでも意外と多いことだ。乾くくらいの時間をかけるってこと

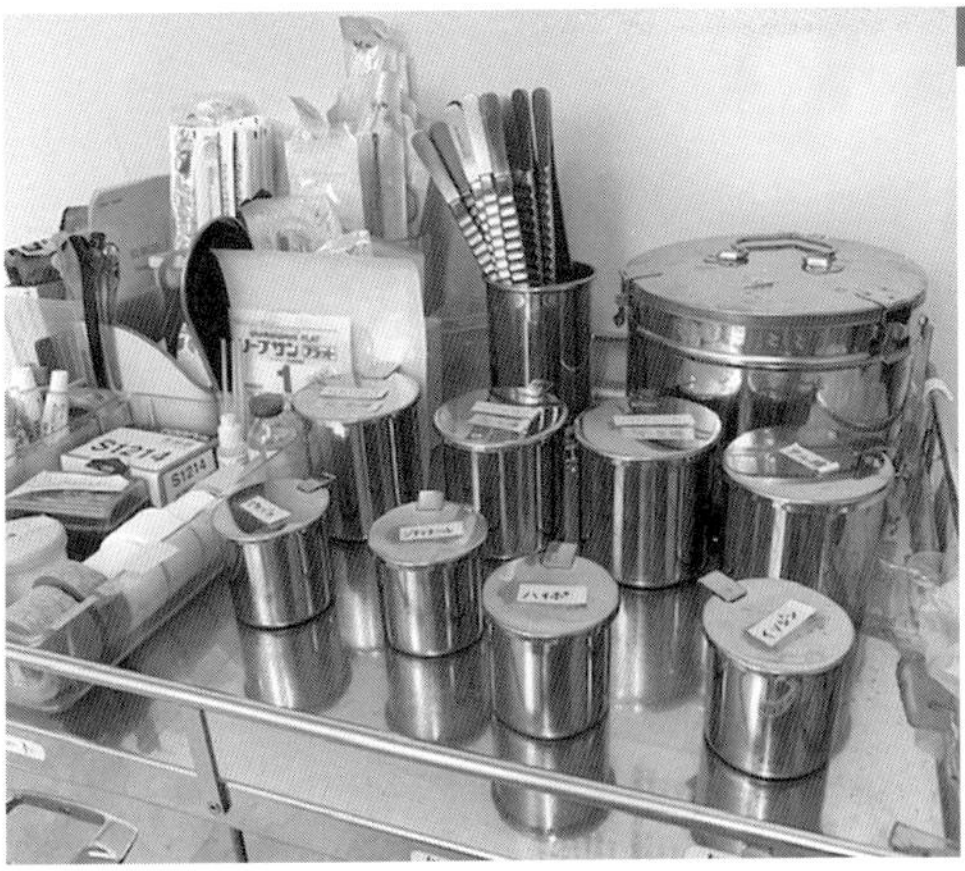

図2-5
これが万能壺

に意義があるのに、下手すると術野をあおいで早く乾かそうとしたりしてる。次亜塩素酸水（HClO）、過酸化水素（H_2O_2）と同様にヨード（I_2またはI_3^-）の消毒作用（ストレートに言えば破壊作用）も酸化還元反応を利用したものであり、液体内でこそ起こりやすい化学反応だってことは、ちょっと化学を知ってる人なら考えればわかりそうなのだが。さらに、ポビドンヨード消毒の後でハイポアルコール［チオ硫酸ナトリウム（$Na_2S_2O_3$）＋アルコール］でヨードの色消しをすることがあるが、これはチオ硫酸の還元作用でI_2を$2I^-$にするのだから、色と同時にポビドンヨードの消毒作用（酸化作用）も消してしまう。ポビドンヨードを塗った先からすぐにハイポアルコールを塗って、「二重に消毒しました」なんていい気になってる人がときどきいるから困る。あっ、アルコールの消毒効果はありますけどね。

たかが消毒。高校レベルの化学だから、医師にとっては（受験勉強の知識を思い出せれば）難しくはないと思うけど、

メカニズムを考える習慣をつけておかないと

変な行動に走ってしまう。

消毒薬の容器

話は変わるが、いわゆる「消毒」に使う外科系の器材・薬品のパッケージングが、近年大きく変わってきた。

そもそも、従来の「パッケージ」はどーだったかって言うと、万能壺（って名前なんだそうだ）、つまりは端っこを押せばパカって開く蓋のついた金属や

ガラスの容器に、各種消毒薬、綿球、ガーゼなどをどっさりと入れた物を毎日作っていた(**図2-5**)。ピンセットも鑷子立てに入れて、まとめて高圧蒸気滅菌した。使うときは滅菌したピンセットを壺に入れて、綿球などを1個ずつ取り出してそれで消毒していた(**図2-6**)。

しかし、最近は消毒綿球にしてもアルコール綿にしても、ちょっとお値段の高い飴玉みたいに1個包装のものを用いる病院が増えている(**図2-7**)。ピンセットなどの医療器材は個別に包装し、高圧蒸気やガス滅菌を行い、使用のたびにひとつずつ取り出して使う。さらには綿球と同様に、1本ずつ消毒薬入りで包装された柄付き消毒綿棒が増えている。綿棒を使えば滅菌ピンセットを出す必要がなくなって場面も多い。

万能壺法で消毒の効果が低いなんてことは決してなく、その方法が「悪い」とか「古い」とかいう意図は全くない。**図2-5**、**図2-6**の写真も昔の写真じゃなく、現役の整形外科医院で撮影させていただいたものである。管理が悪いと万能壺の中で菌が繁殖するなんてことすらあったそうだが、それは「万能壺法が悪いんじゃなくて、管理者が悪いんだろ」ってことだ。

問題なのは滅菌後の容器をいったん開けると、内容物の滅菌有効期間は原則開封後1日と短いということだ。その日のうちに使い切らなかったものは、再滅菌するか破棄するかになる。つまり、使用量によっては相当の物品と労働力の無駄になってしまう。

消毒薬の出番は最近減ってるって前著『なぜなん1』でも書いたけど、それもあってか、個別パッケージングの新製品は、いかに有効性を保つか、いかに無駄なく使うかって視点で作られている。たかが綿球を1個ずつ包装するなんて仰々しいって印象もあるが、感染防止の観点のみならず、無駄を省くという観点からも実は万能壺式より個別パッケージの方がお得という病院が多い。金属製品でも、例えば使用後のピンセットを洗浄して滅菌包装紙に入れて高圧滅菌にかけるってのも意外に手間

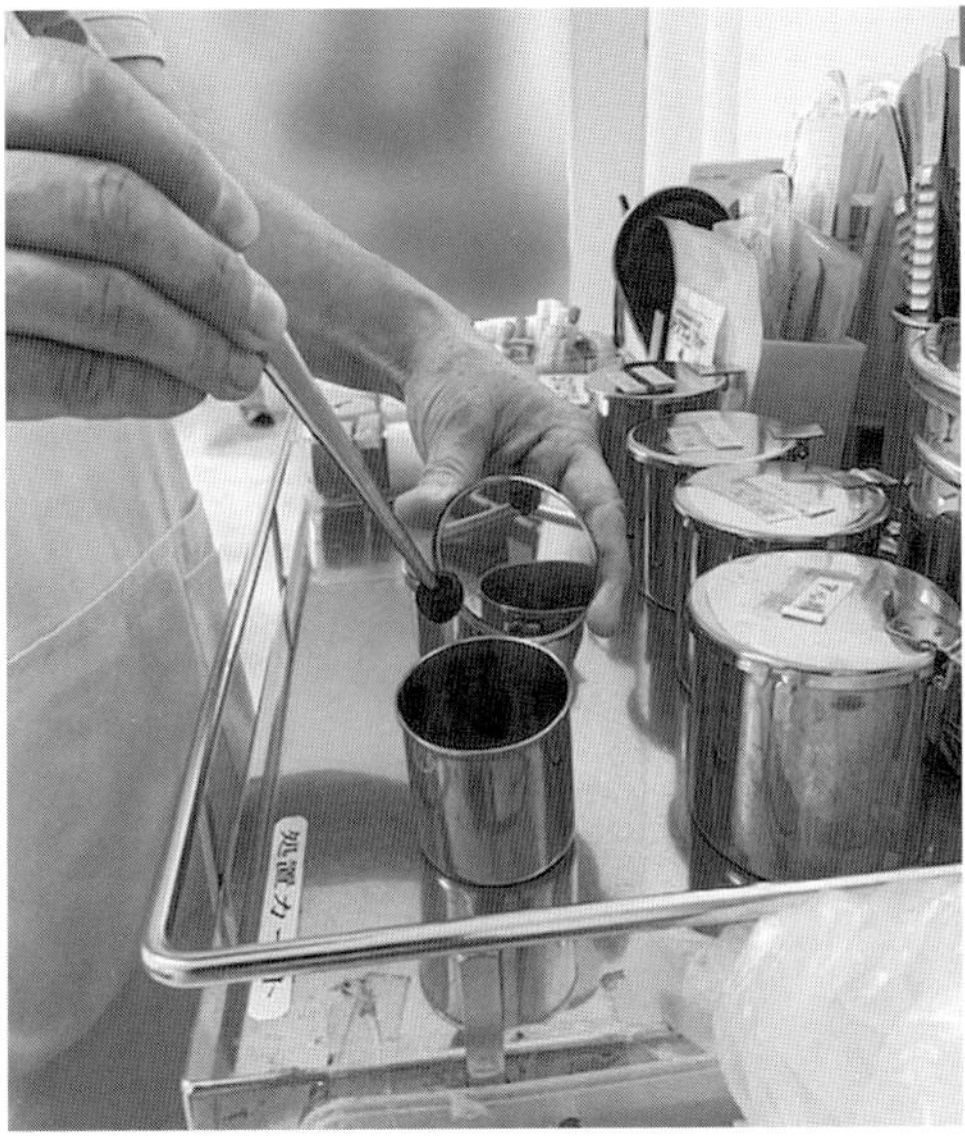

図 2-6
中身は朝まとめて
作って残ったら
廃棄する

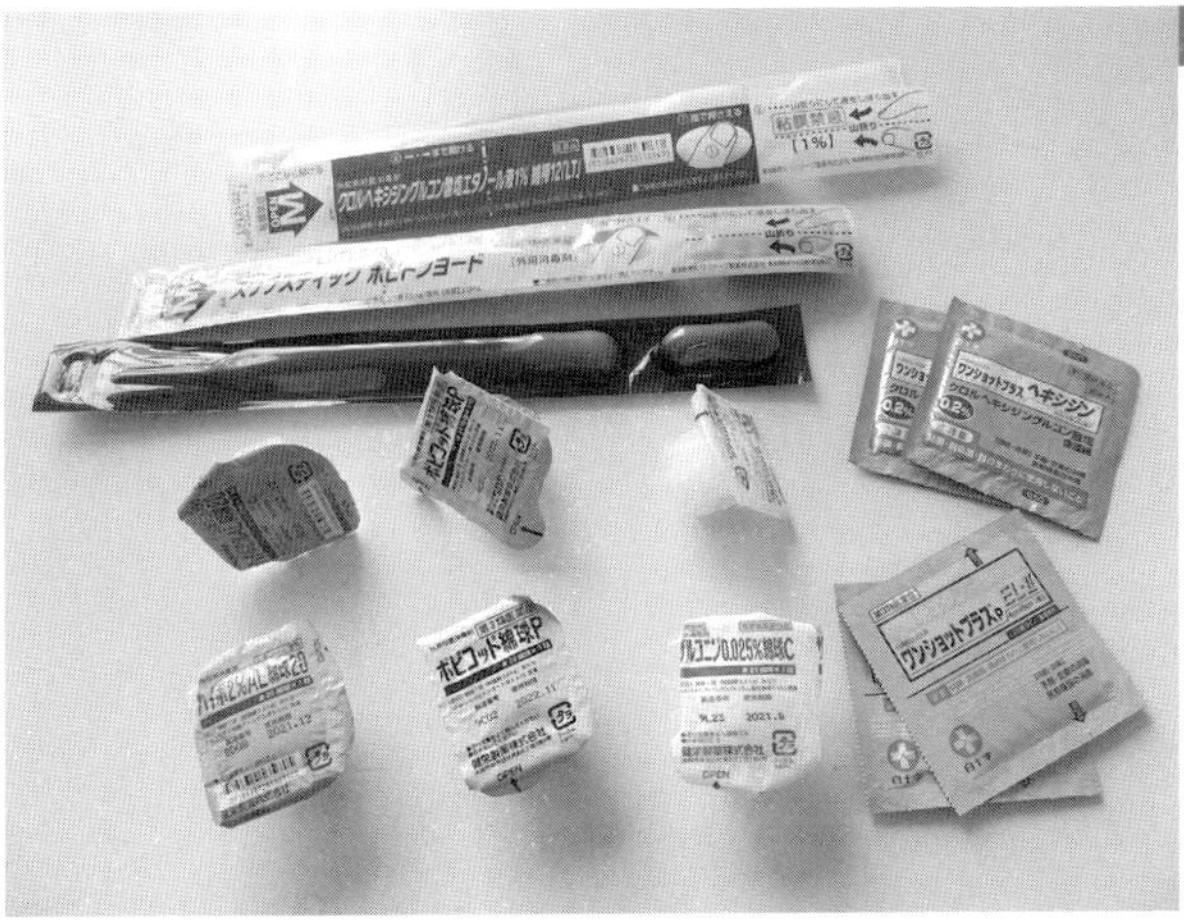

図 2-7
個別包装された
ものは「廃棄」
がない

と金がかかるそうで、場面に応じて「ピンセット＋綿球」と「柄付き消毒綿棒」を使い分ければ、むしろ労働力と資源の節約になる。

ただこれは換言すれば、1日の使用量の予測がつきやすく、すぐに使える高圧滅菌装置があり、その準備に慣れた職員がいる病院・医院だったら万能壺や鑷子立ての使用は現代でも十分にありってことである。

新しい方法にすぐ飛びつくんじゃなく、きちんとコスト、ベネフィット計算のできるところは賢い医療ができる。

ちょっと話が脱線するが、大昔（私が子供だったころ）のティッシュペーパー（ってか「ちり紙」って呼んでましたね）は、袋の中にそのまま紙を折らずに重ねていただけだった。2枚ずつきちんと折りたたまれて箱に入ったボックスティッシュが登場したときは、えらく高級な商品だなーって印象を持ったっけ。たかがちり紙でこんな贅沢な扱いするなんて無駄だって意見もあったようだが、むしろ2枚ずつきちんと折りたたまれているがゆえに、一度にガサッと何枚も使うことがなくなり、無駄がなくなったって利点も大きいそうだ。

消毒法の変遷のみならず、医療労働力不足などもこの「ボックスティッシュはむしろ安い理論」を後押ししているのかもしれない。

2-3

油は溶けないから不透明：当たり前だけど気づかなかった

有色液と不透明液は一致しない

注射点滴液は普通透明だ。いや、正確に言えば色のついているものも少数ある。ビタミンC含有なら黄色いし、抗がん剤の中には鮮やかな紅色のものもある。鉄剤は茶色い。厳密に言えば、水だって無色じゃなくて少し青いって、この間ＮＨＫの人気番組『チコちゃんに叱られる！』で言ってたっけ。ＣＧキャラの司会チコちゃんの「なんで？」という問いかけと、それに対するタレント岡村隆史さんの「えっ？（そんなん考えたことあれへん！）」という問答は、実はこの本のテーマ「なぜなんだろう？」そのものだ。私はこの問答が大好きで、金曜８時に帰宅できるときはいつも見ていた。チコちゃんを誰が演じているのか、知りたくてしょうがないってつぶやいたら、知人に芸人の木村祐一さんだって教えてもらった。えっ、あれ男性だったんだ……。

すみません、脱線です……。

色のついた注射点滴液はあるけど、それでもこれらのほとんどで、色のついた液体を通して向こう側の物が見える。つまり、無色透明でないものは少なくないが、有色透明なものも含めれば、注射点滴液の95％は透明だろう。

しかし、少数ながら白く濁っていて向こうが見えないものもある。昔々、麻酔導入薬のディプリバン®（プロポフォール）を初めて見たときは、こんな真っ白く濁ったものをワンショット静脈注射して大丈夫なのかなって、かなりビックリしたものだ。

では、濁っているってことの本質は何なのか？

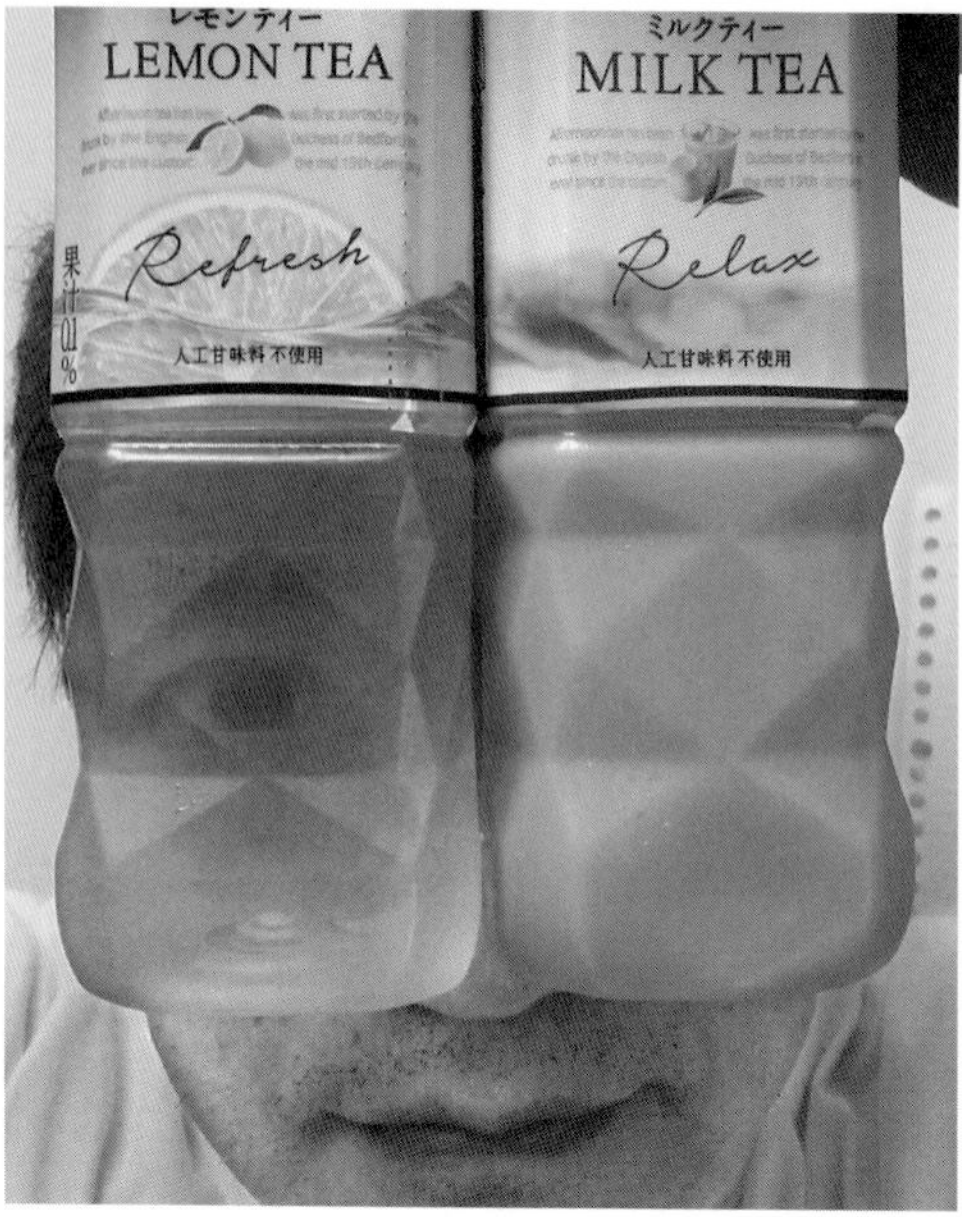

図2-8
水質脂質含有だから透けて見えない

冷静に連想していけばすぐにわかりますね。
「濁っている＝溶けてない＝水溶性じゃない＝脂質含有」ってことだ。もちろん、純粋な油は透明（黄色透明）なものが多い。混濁しているのは、あくまでも水に油が「混ざっている」状態だからである。厳密な化学の理論で言えば、乱暴過ぎる言い方だろうと思うが、こういう

大雑把な理論で発想すると物事は理解しやすい。

レモンティーは透明だが、ミルクティーは不透明ってのとおんなじだ（**図2-8**）。もちろん、脂質じゃない高分子が入っていて不透明になっている液体も多々あるけど。

ボーッと見てんじゃねえよ、自分

何を当たり前のことをくどくど言ってるんだって？ ところがこれも、考えながらものを見る習慣がないと意外と思いつかないんですよ。

正直に言います。かく言う私自身、この違いを意識したのは、経腸栄養剤のペプチーノ®を初めて見たときからです。ペプチーノ®は褐色がかった透明な液体（初見の印象はズバリ、紅茶でした）で、そのとき

「えっ、これで濃い栄養なんか入ってるの？」

って強烈な違和感を覚えた。つまりそれまでは、なーんとなく
「濁っているもの＝濃いもの＝栄養の多いもの」
という印象でしかものを見ていなかったってことだ。ペプチーノ®が脂質非含有の経腸栄養剤であることは知識としては知っていたが、
「脂質を含まない＝水溶性＝透明」という事実を

冷静に連想すれば当たり前なのに見過ごしてる

ってことをここで初めて意識した。

すみません、前節で酸化還元反応がどーのこーのってご大層なことを書きましたが、それよりはるかに初歩的な話ですね。

その目で見れば、点滴の脂肪製剤やミキシッド®（脂質含有高カロリー輸液）はいずれも白く濁っている。

それ以降、学生実習中にペプチーノ®（あるいはミキシッド®）を見かけるたびに
「何でこの経腸栄養剤（or中心静脈栄養剤）は他のと違って向こうが透けて見える（or見えない）んだかわかる？」

と質問するようにしていたが……、ほとんど正解が出たためしがなかった。ところが、

「じゃあなんで、コーラやレモンティーは向こうが透けて見えるのに、牛乳やミルクティーは向こうが透けて見えないの？」

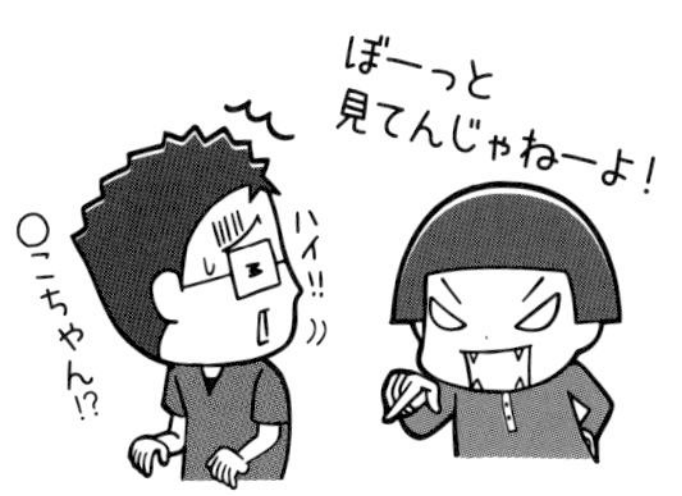

って聞き直すと、

「あっ、（乳）脂肪だ！」

って気づく学生は大勢いた。

連想力をかき立てると、自分の頭の中にある正解にたどりつく。

ペプチーノ®を見るまで何も気づかなかった自分のことを考えると偉そうなことは言えないけど、こういう「言われてみれば当たり前だ」ってことに気づく視点を持ってるやつは、効率のいい勉強ができてるような気がしますよ。

? 2-4

添付文書にはベストの方法は書けない

添付文書やパンフレットには制限がある

薬品や医療材料には必ず、1個に1枚「添付文書」ってやつがついてくる。何から何まで詳細に書かれ過ぎているので、ほとんどの場合読みゃしない。手術とかで使う医療材料なら、現場で先輩に教わりながら使い方を覚えていくし、薬品なら、どの病院にも必ずある『今日の治療薬』（南江堂）とかの方が読みやすい。添付文書の内容を気にするのは、目の前の疾患名に対してその薬の投与が健康保険で認められているのか、投与量や投与回数はどう書かれているかってことが大半だ。少なくとも私の場合は。

じゃ、添付文書の内容がどうやって決められているかと言うと、開発の過程で行われた全ての実験、治験のデータに基づいている。少なくとも日本で承認されるからにはそのデータは膨大なものであるが、逆に言えば、データを得るには年単位の時間がかかり、仮に理論的に有効性の高い使用法が後に考えられたとしても、添付文書にはすぐには反映できないということでもある。

図2-9

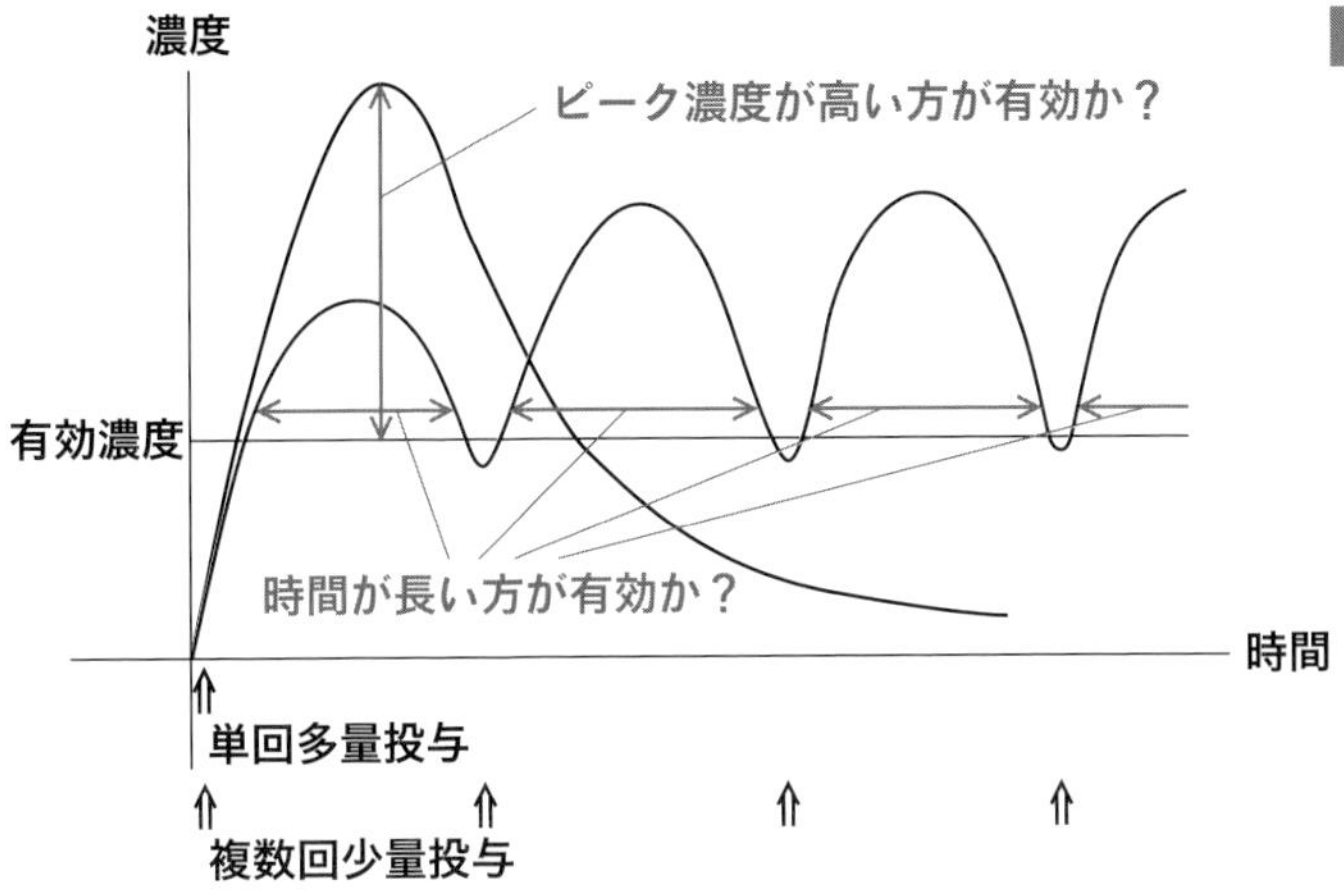

お前は何が言いたいんだって？

端的に言おう。抗菌薬投与のPK/PD理論である。

PK/PD理論って聞いただけで、いやになっちゃう人も多いだろう。すみません、自分もそうです。理論の真髄は面倒くさいのであっちに置いとくとして、こんな人向けに結果の大切なところを一言で説明すれば、1日1回投与で短時間でも高濃度で効かせるのがいい薬（アミノグリコシド系、ニューキノロン系）なのか、回数を増やしゆっくり点滴して低濃度で長時間効かせるのがいい薬（ペニシリン、セフェム系、カルバペネム系）なのかを知って、それに基づいて1日の投与回数や速度を変えろってことである（**図2-9**）。

なんだ、簡単じゃないかって思った人も多いかもしれない。

ところが残念ながら、現在使用可能な抗菌薬が開発された時代には、この考え方は普及していなかった。そのため、多くの抗菌薬で開発は「1日2回、朝夕投与」で行われており、添付文書の記載もその域を出られない。製薬会社のMRさんの説明でも、法的規制か何かがあって、添付文書の記載以外の投与法を述べることはできないそうだ。製品のパンフレットも同様である。じゃ製薬会社以外で作ったものなら書いてあるかっていうと、『今日の治療薬』でも、抗菌薬の章の総論の部分には簡潔かつ実践的にPK/PD理論が書かれているが、それぞれの薬品の個々の欄になると、添付文書の記載を超えたものは書かれていない。おそらく、「書きたいのに書けない！悔しい！」というのが編者の先生方の本音だろう。

臨床の現場は添付文書に束縛されていいのか

薬剤の1日使用総量に関しては、添付文書に記載されている量を超えると健康保険審査で通らないので、(経営を司っている)病院長や事務長にいい顔はされない。しかし、総投与量を変えずに投与の分割回数とか時間を変えることは、添付文書に記載されている投与法を逸脱したとしても赤字になることはないので、PK/PD理論をはじめとする新しい正しい考え方はどんどん取り入れた方がいい。

教科書や添付文書に書いてあることは必ずしもベストではない。

なに？「エビデンスがないから臨床ではできない」だとぉ。臨床でやることがエビデンスを作っていくんですよ！なに？「うちではダブルブラインド前向き研究なんてできない」だとぉ。シングルアームの

臨床経験の蓄積だって立派なデータ

ですよ！形にこだわる必要はありません！

いや、いささか言葉が過激な方に脱線しました……。

何も新しい実験をしろってんじゃありません。ことPK/PD理論に関する限り、セオリーは確立してますし、論文もいっぱいありますから。『今日の治療薬』を使うときでも、個々の薬品のページを辞書みたいに引くだけじゃなくて、章の初めの「総論の部分」に書いてあることも読んで活用しようよって話ですよ。

第3章 ものの言い方、表現の仕方：言葉を理論的に評価するのは難しい

医学に限らず学術用語には、一般用語とは別の意味で使われているものも少なくない。「変態」なんて世間ではロクな意味じゃないが、昆虫学の世界では、「完全変態」と「不完全変態」は立派な学術用語だ。自分は昆虫図鑑が大好きな子供だったので、ロクでもない方の意味を後から知ったときはびっくりしたものだ。

いや、少々例えが悪かったかもしれないが、学術的なものに限らず、医療関連の用語には難しいというか「誤解を招きやすい」ものが多い。その中には、言葉の持っている印象やニュアンスによって、本来の意味とは違う解釈を追加されてしまうものも少なくない。医療用語の素人である患者側が言葉の真意を正確、客観的に捉えるのが難しいのは当然としても、医療用語を使う側の医療者自身がニュアンスに引きずられていることもある。このような例を思いつくままに書いていく。

3-1 「悪い言葉」を冷静に判断する

癒　着

「癒着」って言葉から普通に連想されるものっていうと……賄賂、裏金、闇献金、贈収賄、巨悪、警視庁捜査二課。ロクなもんじゃない。

辞書で調べてみた。

「1．本来は分離しているはずの臓器・組織面が、外傷や炎症のために、くっつくこと。例：腸が癒着する。2．好ましくない状態で強く結びついていること。例：政界と財界が癒着する。」（デジタル大辞泉、小学館）

そう、1．と2．の意味は本来は独立しており、もともとは術後癒着の「癒着」には悪い意味は含まれていない。癒着が結果的に疾病を引き起こす癒着性腸閉塞の存在が印象の悪さに関与しているのは間違いないが、本来悪者ではないはずの術後癒着などまで、その言葉の持つニュアンスによって、全てが悪者であるかのようにイメージづけられてしまっている。これを「癒合」と言えば、途端に印象が変わるだろう。もちろん、本来なかったところに癒合（＝上記1．の「癒着」）が起こって、利益になることはほとんどないとは思うが、全部が全部、目の仇にするような悪者でもない。腸閉塞を起こす癒着とは、腸間膜の反対面同士がくっつくなど、腸のねじれや無理な屈曲を起こしうる方向性のものであり、腸間膜の同じ側同士の癒着が悪さを起こす確率はさほど高くないはずだ。

腸閉塞の解除手術とかで原因病変以外の癒着を、「念のため」と言いながら全て剥がしまくっているのをよく目にする。どこまで剥がすべきかという判断基準が明確にあるわけではないので断言はできないが、悪くない方向での癒合（腸間膜の同じ側同士の癒着）だったら、剥離面の再癒合の過程で別の悪い癒合を作ることにもなりかねない。

言葉のニュアンスだけが要因とは言い切れないが、

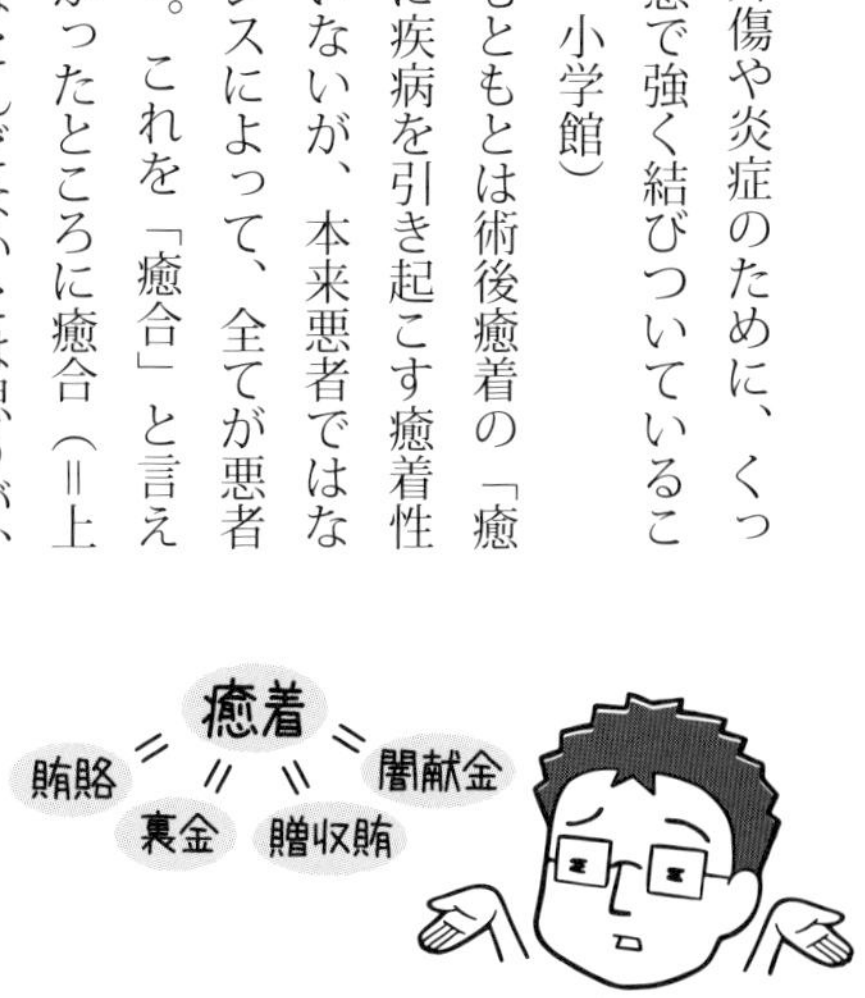

を自分の中に育てることが必要だ。

言葉に引きずられない論理的な判断力

副作用

「副作用」も調べた。

「病気の治療に関わる主作用に対し、それとは異なる別の作用や有害である作用のこと。」（薬学用語解説，日本薬学会）

ちゃんと「別の作用や有害である作用」って書いてある。副作用はないに越したことはないが、これも癒着と同様に、必ずしも悪い作用とは限らない。副作用（side effects）のうち、有害な作用は有害事象（adverse events）というちゃんとした用語があるが、臨床の現場、少なくとも患者さんへの説明のときに医者が使う言葉は「副作用」の方が多いだろう。最近は副作用の代わりに「副反応」という言葉も使われるようになってきたが、「副作用」にしても「副反応」にしても、悪い印象を伴った言葉であることに変わりはない。

残念だが、世の中には「副作用」とか「副反応」とかの言葉に対して、過剰に忌み嫌う患者、マスコミ、SNS投稿者は少なくない。我々が行う患者さんへの説明などでも、相手、そして自分自身がこの言葉の悪いニュアンスに引きずられないように冷静に対応しなければならない。

この文書を書いている2021年夏現在、COVID-19の流行を止めるためにワクチン投与が進められている。副反応についての報道はおおむね正確かつ冷静になされていると思うが、「副作用が怖いから受けない」という国民もいまもって少なくない。毎日COVID-19による死亡者が出ているにもかかわらずだ。ワクチンを受けるか受けないかはもちろん個人の自由だし、アナフィラキシーなどの危険性はゼロにすることはおそらく不可能ではあるが、どう計算しても有効性の方が危険性より高いのだが。

仮に副作用が本当に悪い反応つまり有害事象だとしても、有益事象との比較でその医療行為の妥当性が決まるものであり、有害を百も承知で使わねばならない薬剤も多々ある。例えば臓器移植後に使う免疫抑制薬が典型例だろう。使用過剰には、免疫過剰抑制による重症感染症などのリスクがある。しかし、使用不足にも、自己免疫により移植臓器がやられてしまうリスクがある。これはかなり乱暴な机上計算上の例え話だが、心臓移植後で拒絶反応による心不全に瀕している患者ならば、免疫抑制薬の副作用で亡くなる可能性が49％あったとしても、51％の確率で心不全が起こるなら使わざるをえない場合だってある。この例え話は、抗がん剤の説明とかで（あくまでも例え話ですがと断った上で）ときどき使っている。……いやこれはホントに「副作用」って言葉に過敏に反応する人たちに、言葉の印象を変えるべく端的に説明するときの例え話ですよ。心臓移植が可能な国で、命を保つ方法がそれしかない患者さんにとって有害だなんていうつもりは全くありません。免疫抑制薬だってどんどん進歩してるのも間違いないことですよ。

併存症と合併症

この二つの違いは辞書を引くまでもあるまい。この本の読者ならわかっているはずだ。定義としては、併存症は「主たる治療対象疾患以外に患者さんがもともと持ってる病気」で、合併症は「治療行為が誘因となって治療後に発生した病気」として大まかに間違いないだろう。実臨床医の立場で言えば、合併症は治療前に発生の可能性を患者や家族に説明するものであり、極力起こってほしくないものだ。併存症はもともとあるものだから、そのとき施行した医療行為やそれを行った医療者に直接の原因はない。

併存症あるいはその治療が理由（例えば、もともと狭心症もちだった人が）で、治療とは直接関連のない合併症が起こる（胃の術後に狭心症が悪化して心筋梗塞を起こした）なんてややこしい場合もありうるので、併存症が合併症に至らないように留意するって責任は当然あるのだが。

うーん、本当にややこしい……。

医療者側は頭の中でこの言葉の違いはわかっているが、喋るときにごっちゃになっていることが少なくない。その状態で説明を受けた患者側は、下手すると併存症を合併症と勘違いして、筋違いの不信感を抱くなんてことも起こりうる。

頭の中だけじゃなく、話し言葉でも明瞭に区別しないと危険だ。

医療用語、特に悪いニュアンスのある言葉は慎重に使うべしであるが、医療者側が自分でそれに引きずられて萎縮医療になってしまったら本末転倒だ。かといって、無視していいって物じゃない。私自身もう十分ベテランの域に達しているはずだが、言葉のニュアンスに引きずられていると感じることは今でもある。このバランスは医師にとっては一生の課題かも知れない。


医学用語の真の意味だけを冷徹に考えるのは難しい。

3-2

患者「様」呼称の話：親近感と丁重感の境界は画一的には決められない

丁寧なのは結構、型に嵌めたがる体質が悪いんだが

「患者中心の医療」。良い言葉だし、正しい理念だ。患者に対して威張ってばかりいる医者は見苦しい。

私が研修医だった頃、注腸造影を受けていた高齢の患者さんが検査中に排便感を我慢しきれなくなり、注腸チューブが抜けてしまったことがある。そのとき検査をしていたオーベンの先生が、患者さんに向かって「ダメじゃないか。もっと我慢しなきゃ」といきなり言ったのは、30年経った今でも鮮明に記憶している。臨床的実力も学術的業績も優秀な先生だったが、透視台の掃除をしながら私は内心、「この人について行くのはやめよう」と半ば呆れて思っていた。

ただ、それと同等に、患者に対してへつらってばかりいる医者も見苦しい。

これは有名な話であり、当時から現場で働いていたベテランの先生方はよく知っていると思われることだが……。もう20年くらい前だが、「患者様医療」なんてものが流行ったことがある。２００２年に厚生労働省が出した「国立病院などにおける医療サービスの質の向上に関する指針」の中に、患者さんを（これこれこういう場合には）何々様と呼ぼうという表記があったのだが、例によって（全ての場合にと）拡大解釈され、どこもかしこも「右へ倣え」になってしまった。

私の勤めていた病院でも、同様のお達しが上層部から出された。ひょっとしたら、上層部から一般職員に伝わるうちに例の「拡大解釈」が起こったのかもしれないが、我々に伝わってきたのは、対面でも様呼称しなさいという話だった。その後で行われた病院内でのとある会議後の雑談で、どういう

流れだったかこの「様呼称」の話になり、私は

「全館放送とかならともかく、面と向かって様付けなんて、そんな現場の人間関係を無視したことが定着するわけないですよ」

って、本音を言っちゃったんだが、雑談中の話であり、患者様呼称を進めましょうというお達しはそのまま広められた。しかし案の定「様呼称」は医療者側よりむしろ患者さん側から不評で院内でも広まらず、あっという間に日本中から消滅してしまった（そんなわけで、特に私にお叱りは来なかった）。あっ、勢いで「日本中から消滅」って書いたけど、全部消えたんじゃなく、良い形で残っているモノはあると思いますよ。

別に「様」を使うなと主張するつもりはない。さっきも書いたが、大病院で全館放送での緊急呼び出しをするときとかは、様付けしたって自然だ。聞いてる患者さん本人だって特に耳障りってことはない。

私が気になっているのは、何かあると「マスコミが書いてる」「ガイドラインに載った」「患者アンケートで意見があった」などなど、現場の状況を考えずに、すぐに画一的な枠に嵌めねば気がすまない管理者の保守的体質と、画一的な

枠からズレているものを全て悪者にしてしまう、部外者の評論家体質

が問題を引っ掻き回しているってことだ。

まあ、こういう、「事件は現場で起こってるんだ！」って下っ端が言いたくなる体質は、医療に

限った話ではなく、どこの組織でもあることだろう。それに、管理者側にも下っ端にはわからない苦労が多々あるし、「組織」としての病院を維持経営するためには、必要悪と知りつつ画一的方策を行わねばならない場合も多々あるってこともよくわかる。さっきも書いたが、伝言ゲームをやってるうちに上層部の意図が下々には歪んで伝わっちゃうことだってある。

誰もが、自分こそ標準と思ってる

少々話を大げさにし過ぎたかな？

どっちにしても、患者さんとの会話はいつの時代でも難しい。慇懃無礼じゃ心を開いてくれないし、本物の無礼じゃ問題外だ。多くの

患者さんは自分の考え方が世間の標準、平均だと思っている

ので、どこまでをフレンドリーな態度と解釈してくれるかも、人によってバラバラだ。さらに、その基準は患者さんの病態によっても違ってくる。軽症のときならジョークとして話が弾む話題でも、重症のときは会話が止まってしまうなんてこともしょっちゅうある。100％の人と会話がうまくいくなんてこと自体ありえない。

もちろん、医療者側も同様です。丁寧な敬語会話が似合う「医師」もいれば、ざっくばらんでフレンドリーな話し方が似合う「せんせー」もいる。若手から見ると先輩のやり方に違和感を感じることも少なくないが、ベテランのスタッフはそれぞれ自分の話し方を確立していることが多い。自分の

キャラクターに合わせたベストなやり方を探すことも必要かもしれない。

昔、テレビの某バラエティ番組で、男性がトイレで「大」をするときにズボンをどうしているかを調査し発表していたのを見たことがある。膝まで下げる人、足首までの人、完全に脱いじゃう人。中には左右の片方だけ脱いでそれを肩にかけるなんて人もおり、こんなにもバリエーションが多いものかって面白おかしく伝えていた。そこで私の興味を引いたのは、ほぼ全ての人が、自分のやり方こそが世間の標準だと信じていたってことだ。確かに、トイレなんて絶対に1人で入るものなんだから、他人と比較することなんかない。

まあ、このトイレの話は極端な例だとしても、何をスタンダードとして感じるかが人によって大きく違ってくるのは、病院での会話も同じようなものだ。マスコミの記事とかを参考にするのは多いに結構なことだが、臨床の医療者としては、個々の患者と性格や病態に合わせた会話をしなければならない。

それこそ画一的なマニュアルにできないので、これがめちゃめちゃ難しいんだけど。

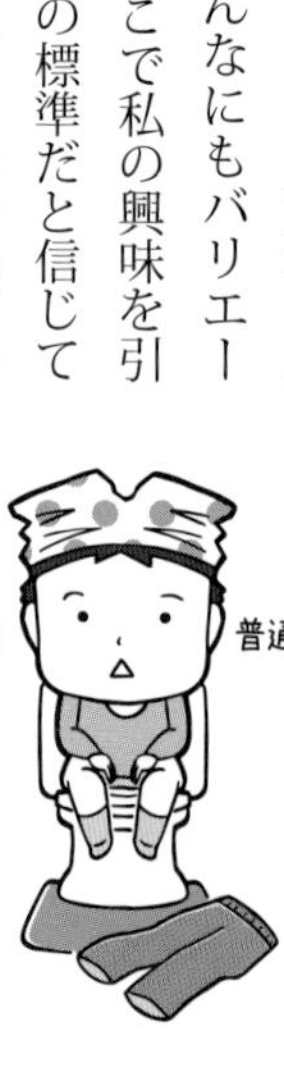

? 3-3

言葉のマジック：「短期滞在」っていえば聞こえはいいけど……

「短期滞在」。いい言葉だ

1～2年前くらいだったろうか、週刊S誌（世間的評判は一流の雑誌に入るだろう）から、記事掲載の依頼が送られてきた。東京近郊の医療機関で、腹腔鏡下鼠径ヘルニア手術を短期滞在型医療で行っている医療機関を特集した記事（特集号別冊だったかもしれない）を組むので、貴院も掲載しませんかというものだった。「腹腔鏡下鼠径ヘルニア手術は低侵襲であり、かつ短期滞在型医療は早期の社会復帰を可能としている。これは素晴らしいことなので特集したい（でもって雑誌の売上を伸ばしたい）」、なんて挨拶文が添えられていた。

ただ、実はここにも言葉のマジックが隠されている。

短期滞在型医療（手術）。

私が専門的に仕事をしているヘルニアの分野は、外科の中でもこのシステムが最も普及している分野である。東京の執行友成先生や札幌の宮崎恭介先生はこの分野のパイオニアであり、それぞれに大変な御苦労とスタッフの協力（日帰りの分だけ、かえって早朝と夜の仕事が多く、メディカルスタッフの勤務シフトが大変だそうだ）の上で、自らが経営する医療機関でこのシステムを作り上げた。その結果、「ヘルニアの手術を受けたいんだけど、仕事を長期に休むわけにはいかない」って患者さんに大人気である。なお、診療に加え、両先生は、日本ヘルニア学会・日本短期滞在外科手術研究会という医学研究会の中心となって活動を続けておられ、学術的な社会貢献も立派になされている。

ただ、一般の病院では朝早くの入院や、夜になってからの会計などはスタッフの人員上かなり難しい。私の勤務している病院も同様である。それでも少しでも短くしようってんで、手術前日入院、翌日退院の2泊3日を私は推奨している。月曜手術の場合日曜入院になるのだが、病棟看護師さんの協力で短期滞在に近い前日入院は定着した。

ところが、退院の方はどうかっていうと、実際に手術翌日に退院したのは全ヘルニア手術患者の5%程度に過ぎない。ほとんどの患者さんが、

「昨日手術したばっかりで今日退院するのは不安だから、もう1～2日入院させといてくれ」

と言ってくるのである。以前勤めていた大学病院でも同じで、多くの患者さんが術後2～3日様子を見てからの退院を希望していた（そんなわけで、そこでは一度やり始めた日帰り手術制度を、需要がないのでさっさと止めてしまった）。

私の経験と執行先生や宮崎先生のところとの違いの理由は明確ではないが、外科医として施設としての実力や評判のほかに、周囲の環境の要因も大きいのではないだろうかと思っている。

現役で働いている特に若い方は日帰りを必要とすることが多いだろうし、遠方からの来院も厭わないだろう。事実、執行クリニックは東京の山手線の輪っかの真ん中にあるし、みやざき外科ヘルニアクリニックは札幌駅に直結していて遠距離通院に便利なようだ。

しかし、一般には鼠径ヘルニアは仕事が忙しくない高齢者に多いし、高度医療を求めて遠くの病院まで行くという性質の疾患でもないので、近隣の病院で手術を受けることが多いはずだ。私の勤めていた大学は東京の中心からちょっと離れた住宅街にあった。最寄りの駅前商店街が「出没！アド街ック天国」（テレビ東京）で最寄りの駅前商店街が評判だとして特集されたことがあるってことで雰囲気は想像していただけるだろうか。ちょっと考えればこういった

患者背景の違いがメリット・デメリットの軽重に影響

するはずだってわかる。

言葉と実質は必ずしも一致しない

そう。日帰り手術には「すぐに職場や家庭に復帰できる」というメリットがあることは間違いないが、敢えてひねくれた言い方をすれば、「術後に病院からさっさと追い出される」ってデメリットもあるんだ。邪推かもしれないが、政府としては、「医療費削減を、なんとか国民の反感を買わないようにしながら進めていきたい」ってんでこんな「短期滞在型手術」って耳触りのいい造語を使い、週刊誌（騙されてると言ったら失礼だろうが）もそれに乗っちゃってるふしがあるんじゃなかろうか。

繰り返すが、現在の日本の人口動態とかを考えると、医療資源（金だけじゃなく労働力も）の効率的利用は国策として必須だと思う。短期滞在の推進は間違ってはいないし、自分も医療者として協力していくつもりである。ただ、医療を行う側もそれを受ける側も

言葉のマジックに一方的に引きずられることなく

お互いに何がベストであるのかを、それぞれの状況（病態、住んでいる所、忙しさなどなど）に応じて個々に判断せねばならない。

ベストってのは自分だけが得ってことじゃないですよ。しつこいですけど、保険料を支払っている自分の子や孫の世代にとって何がベストなのかを考えるのも国民（特に高齢者！）の義務ですよ。

その後半年ほどの間に、ほとんど同じ内容で別の2誌からも依頼があった。つまりは、この類の本は何冊買おうと情報源はほぼ同じってことだろうか。

余談だが、週刊S誌の記事掲載の依頼の最後に、こんなことが書いてあった。

「掲載ご希望の場合、掲載料は1ページ80万円、2ページで150万円弊社にお支払いいただきます」

記事ったって結局、広告じゃねーか。悔しいけどうちにそんな予算ありませんよ。

3-4

「保険」とか「助成」とかの好印象：アメリカの医療保険は倒産の予定

アメリカにも医療保険はある

本章のテーマの「ものの言い方」とはちょっとずれるけど、国民の医療費の話を出したついでに書く。

だいぶ前のこと（多分2003年だったと思う）だが、社会保険労務士をやっていた母から、アメリカの社会保険制度（つまりは年金制度）に関する説明書の和訳を頼まれたことがある。法律を学んだことなんかないし、アメリカの制度の詳細なんて知る由もなかったけど、「あんた医者なんだからなんとか訳せるでしょ」って無茶振りだった……。以下に私の稚拙な訳文の一部を紹介したい。何せ昔の話なので原本の正確な出典は分からないが、アメリカ合衆国社会保障局が出した「アメリカの年金制度」の「Ⅳ．年金計算書（Social Security Statement）」の部分だったことだけは記録にあった。

「アメリカ在住の多くの高齢者にとって社会保障金は最大の収入です。しかし、社会保障金が引退後の唯一の財源だとは思わないでください。これで全てがまかなえるわけではありません。これ以外にも、預金や不動産など、引退後の生活を支える十分な資金は必要です」

「2042年には社会保障制度は破綻すると考えられています。それまでに65歳以上の人口は倍増し、それを支えるには若い労働者人口が少な過ぎるからです。その頃には、予定金額の73％しかまかなえないと考えられています」

ストレートだ……。

もちろん、アメリカの社会保障制度は日本とは全く異なる。自分の身は自分で守れという思想のもと、国民皆保険制度なんてものはない。貧困層などに対する例外的制度はあるが（ここで引用した原文は、この例外的制度のことと考えていただいてほぼほぼ間違いないです）、医療保険は個人が保険会社と契約して買うものである。だからこそ、これだけストレートに書けるのかもしれない。

日本の保険にも問題はある

日本の年金制度と同じ問題抱えてるなーって思った人も多いだろう。少し違うのは、アメリカでは、引退後の医療保険制度（Medicare）もこの制度に含まれてるってこと。つまりは、このままだと医療保険制度は２０４２年には破綻しますよって国が公言してるってことだ。

若い労働者人口が減少してくるって社会情勢は日本も同じ。いや、日本の方が深刻だろう。２０１９年の春に、年金だけじゃ引退後の生活費は足りないって役人が試算した結果を、与党の某大物政治家が受領するだのしないだので物議を醸して、国会で野党議員に噛みつかれていたが、医療費も同じだ。絶対足りなくなってくる。

じゃ、どうする？

①人件費、つまり医師や看護師の給料を減らす？

医者の労働時間を労働基準法から外して、労働時間を増やし相対的に給料を減らすことを合法化しようってことは実際に議論されてる。医師不足対策ってのが第一の理由だが、人件費削減って要素も間違いなくある。これを過剰にやったら、過労によるうつ病になって働けなくなる医者がまた増えるだろうけど。

②薬や器材の値段を下げる?

これは実は昔からずっとやられている。ジェネリック医薬品の普及なんてのも、広い意味では同じだ。ジェネリックも品質管理は厳しく定められているし、薬品が安くなるのは患者にとってはいいことだ。もっとも、新薬を開発していこうという建設的な薬品会社の意欲がどんどん削がれていくっていう問題もあるが。

③保険制度を変える?

DPC(「診療群分類別包括評価制度」)ってのが正式名称だそうだ。いわゆる医療費の「丸め制度」)がいい例だろう。収入(保険料)が減る分、支出(保険金。ここで言えば医療費)を減らすのだから、わかりやすいって言えばわかりやすい。病名によって報酬が決まってしまうのだから、病院(の経営者)はなるべく安い薬、安い器材を使うようになってくる。良く言えば効率的、悪く言えば「安物ですます」ってこと。つまりは、一番国民が嫌がる方法だ。次の選挙でも当選できるって自信と実力のある政治家じゃないと、「あなたの医療費を削ります」とは怖くて口には出せない。実案を考えるのは、政治家じゃなく現場の医療と財政を熟知し、医療費削減を一生懸命考えている役人主体ってことになる。医療者でも同じことを考えてる人も中にはいるが、大概が自分の病院を赤字にしないので手一杯ってところだ(今の勤務先がまさしくそうだ)。

④金のかかる病気を減らす?

さっき書いた「短期滞在」の他にも、「通院(外来)化学療法」とか、「ロコモ」とか、「健康寿命」

とかの概念が普及しつつあるのは、この発想だ。病気になっても体が動く、飯が食えるってのは幸せなことだし、相対的医療費削減に有用だろう。理想的な方法だが数十年単位の時間がかかるし、法的制度とかで決めるのが難しいのが欠点だろう。

①から④まで全項目に嫌味ったらしく批判を追加したが、どんな方法にもメリット・デメリットがあることを客観的に考えるためである。政策を作る方々も将来の日本を見据えて一生懸命に考えてるってことはよーく分かってますよ。

私個人としては、もう一つ追加して皆さんに考えていただきたい。

「高額療養費支給制度」である。高額「医療」費「助成」制度という表現をされることも多い。収入などの細かい規定はあるが、月額の医療費が一定限度を超えると、一般には保険を超えた自己負担は30%ではなく、0%になる。もちろんその「一定限度」自体がかなり高額であり、かなりの資産持ちか、若い頃からきちんと自分の人生設計をしてきた人以外、その支払い自体が大変ってことも多い。100%国が支払ってくれると言ってもそれは後日の還付金で、いったんは30%を自分で「立て替え」ねばならないのも確かだ。健康保険で認められていない医療（金歯、美容外科、先進的医療など）には適用されないのも事実だ。それでも、制度的には「一定限度を超えると、あとは使い放題」なのも間違いない。

「支給」とか「助成」とか言われると、それだけで好印象がある。話がズレるかもしれないが、COVID-19 問題で国民に10万円一律支給ってのがあった。国が払う金は結局国民の税金で払う金であり、ぶっちゃけ国民は10万もらって自分で10万払うだけだ。もちろん屁理屈ですよ。「とにかく今月の店舗の家賃が払えないと倒産する」といった企業を救済するという点では、こんな屁理屈どうでもいいことだろう。でも、そうじゃなくて税金が増えるだけって人も一律歓喜してませんか。

高額療養費支給制度も同じで、好印象が先に立つ。正直なところ私自身、患者さんに、「高額医療を払わないですむ対象になりますから大丈夫ですよー」とひとこと言った後は、「これで金のことを言われる心配はないな」という安心感を持ってしまう。

この用語は、患者側というよりも、私を含めて医療者側（金を使う側）が、その好印象のために、医療費を使い放題にすることに対する責任を感じなくなっているような気がしてならない。医薬品や医療器械は高額化の一途を辿っているが、医師がその金額を自覚することは、開業医（医師＝経営者）でもない限りほとんどない。

制度自体にケチをつけるつもりは毛頭ないですよ。自分だっていつお世話になるかも知れんし。しかし、国民の全員が負担している医療費を使っているんだということは、医療者である我々も自覚せねばなるまい。

医師にあるまじき発想だと憤慨される方も多いと思いますが、敢えて問います。例えとして考えてみてください。寝たきり認知症の末期肺がん患者の余命を6か月から8か月に延ばすために、肺がんの根治手術15回分の医療費が使われるとしたらどう考えますか？　架空の話じゃありません、2021年の現在実際にこういう薬が保険制度で使われてはじめているんですよ。この本の読者は大半が医療関係者だと思いますが、

あなた自身が考えるべきなんじゃないですか？

正解なんてないでしょう。対象が赤の他人か、自分の家族かによって判断が違ったとしても咎めることもできないでしょう。いや、むしろ一方的に「正解」を決めつけることの方が危険な思想と言え

るかもしれません。そうだとしても、国が医療費（人的医療資源も含めて）削減を一生懸命考えているこの時代、

医療者が医療費の問題から逃げてちゃいけない

と思いますよ。

3-5

「相手に合わせた説明をする」ことよりも「自分に合わせない説明をする」ことの方が難しい

平易な説明って何？

医師が患者に病態や手術について説明をするとき、「患者がよく理解できるような、平易な言葉で説明をせねばならない」ということはよく言われる。医療関係者なら、某裁判の判例文として見たことのある人も多いだろう。ただ、ここでいう理解というのは、疾患について基礎から全部理解させろということではないはずだ。患者さんの理解度に合わせた説明をしろということであり、少々荒っぽい言い方をすれば、「理解力の低い患者、説明を要求してこない患者に、ややこしい学問的な説明なんかするな」ってことでもある。「そんな差別的な」って意見もあるかもしれないが、これが実践医療ってもんだ。

法律家はこういう言い方はしない（と言うか職業上こういう言い方はできない）かもしれない。臨床の現場にいる医師としては、その内容を理解してもらうということもさることながら、説明で一番大切なのは、丁寧な物言いとか患者の言い分を傾聴する態度とかによって、患者との信頼関係を構築するってことだと思う。

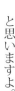

法律家の言うところの医師の説明義務ってのはよくわかるし、かく言う私自身、結構時間をかけて説明する方だと自負しているんだが、

「先生、御託はいいから、さっさと治療にかかってくださいよ。こっちも忙しいし、先生にはずっと診てもらってて全面的に信頼してっから」

っていう感じの発言もしょっちゅう聞いている。

いや、そりゃお前の説明がくど過ぎるんだろって？　うーん、確かにそれは言えてるかもしれない。昔っから心配性で、何かにつけてしつこく確認し過ぎて、（特に女性に）嫌われたって失敗はしょっちゅうあったし……。

……戻します。本当にどうでもいい話でした。


納得の得られる説明って何？


この「患者に合わせる」説明をする必要があるってのは、臨床医なら誰もが理解実践しているだろう。私の上司であった帝京大学名誉教授の冲永功太先生は、

「患者さんは基本的に医療については素人なんだから、『この疾患の治療はあーいう場合もあるし、こーいう場合もあるんだけど、どうしますか？』なんて曖昧な言い方しちゃダメです。他にあーいう治療法もあるけど、あなたの場合はこうだから、この手術療法が最適です！ってキッパリ言って、

患者さんの納得を得つつ、自分の考えるベストな治療に持っていく

のがプロってもんでしょ」

と、しょっちゅう言われていた。確かにそれでこそプロの臨床医だと思う。私も治療法について説明するときは最後に必ず、

「私自身だったら（あるいは私の家族だったら）この方法にします！」

と断定口調で言うように心掛けているつもりだ。

患者じゃなく自分が納得している説明になってません？

私が気になっている難しい点がもう一つある。

医師が「自分に合わせない」説明をする必要があるってことだ。

確か医師になって2年目くらいだったと思う。受け持ちの胃がん患者に術前検査で鼠径ヘルニアが見つかり、同時に手術をすることとなった。胃がんの手術はまだ私には執刀できなかったので第一助手で、鼠径ヘルニアの方はすでに何例も経験がある私が術者となった。手術は問題なく終わり、受け持ち医として家族に説明をしたのだが、説明を終えたとき、一緒に手術に入っていただいた指導医の外科副部長の先生が、苦笑しながらこう言ってきた。

「お前なー、患者の家族が聞きたいのはどう考えてもがんの手術のことだよ。ヘルニアの説明に7割時間かけちゃダメだろ」

……全くもって、ごもっともです。って言うか実は自分自身、説明中にくど過ぎだろうって気づいてたんですけど、この間、必死になって勉強し直したばかりのヘルニアの話を喋り出したら、自分でも止まんなくなっちゃって……。

実はこれはベテランの医師でも、あえていえばベテランの医師の方が注意せねばならないことでも

ある。実は、先ほどご登場いただいた沖永先生の説明でいつも気になっていたことが一つだけあった。

鼠径ヘルニアの患者さんに、

「なんでこんな病気になっちゃったんでしょうね」

と聞かれたとき、いつも

「それは私にもわかりません」

と答えていたことだ。いつもの沖永先生だったら、

「歳とって腹壁が弱ってきたんですよ」

と（厳密性には欠けるが、わかりやすく）ズバリ説明しそうなものなのだが。

これには理由がある。あっ、あくまでも私が考えた推測ですけど、ヘルニアの仕事はずっと一緒にやってきましたんで、的外れではないと思いますよ。

沖永先生は日本ヘルニア学会の創始者であり、初代理事長でもあった。当然ながら、ヘルニアについては長年学術的に探求されていた。その中で、

「type Ⅰヘルニア（L型、間接鼠径ヘルニア）は本来先天的な素因で起こるのに対し、type Ⅱヘルニア（M型、直接鼠径ヘルニア）は加齢的な素因で起こるというのが教科書的だ。しかし実際には高齢者の鼠径ヘルニアでもtype Ⅰの占める比率は高い。高齢者ヘルニアにおける先天的な素因とは、どのような意義があるのだろうか」

ということを考え続けておられた。邪推かも知れないが、おそらくこういう学者としての高度な疑問が「(先天的素因と後天的素因の比率などの詳細は）わかりません」という発言に繋がったのであろう。「患者（のレベル）に合わせる」ことを心掛けている先生ですら、自分の専門領域ではこんな風

に「自分（のレベル）に合わせて」しまうことがある。我々凡人は推して知るべしだろう。

医学に限らず、学問なんてものは高く登れば登るほど、さらなる疑問が見えてくるもんだ。統計学的厳密さが要求される学術論文なら、「この治療法を推奨するには十分なエビデンスがない」なんて、奥歯に物の挟まったような表現になってしまうのも仕方ないし、医学研究者が読者である限り厳密な意味も理解できるはずだ。

先日見た医学紙 Medical Tribune の見出しに、「心筋梗塞への酸素療法は無効」って書いてあったので、きっとこれも同様のパターンだろうと思いつつ原本を見たら、案の定、原本では「心筋梗塞が疑われ、かつ低酸素状態にはない患者への酸素投与は、1年後の生存率を有意には改善しなかった」が正確なところだった。Medical Tribune の記事は、論文原本を医療関係者に（それこそプロ向けに！）紹介するものなので、この場合は一般人に誤解を生むような問題はないだろう。

しかし、統計学的厳密さなんて関係ない臨床の現場で、その言い方の癖が抜けずに、一般の患者さん相手に「わからない」だの、「このミスが病状悪化の一因であることは否定しきれない」だとか言っちゃうと、相手を混乱させるだけだ。蛇足かもしれないが、こういう物言いを一般のマスコミ相手にやっちゃうと、「有効であるとは証明できなかった」が、いつの間にやら「無効だった」にすり替わっちゃうなんてトラブルが実際しょっちゅう起こっている。

報道の中には、正確さは二の次にしてセンセーショナルな見出しで販売部数を伸ばそうとしているとしか思えないものもある。まっ、これは医療に限らず、政治家や芸能人をターゲットにした記事でもしょっちゅうあることだろうけど。

しかし、ほとんどの場合、マスコミに悪意はないだろう。統計学的解析の誤りはデータを出す医療者自身（数学のプロじゃない！）もしょっちゅうやっちまっている。記者自身もデータを誤解して、一般に報道しているんじゃなかろうか。高額な新薬の登場で問題になってることだが、「新薬の投与で末期肺がんの平均予後6か月を平均予後8か月に延長できることが、統計学的信頼度99.99%で証明された」なんて事実が、いつの間にやら「肺がんを99.99%治せる特効薬ができた」って噂にすり替わってるなんてこともあった。

特に説明中にいわゆる統計的エビデンスなどの数字を出すときは、こういう誤解が一人歩きすることがしょっちゅうあるので要注意である。

患者や家族側が医師の説明に求めているのは何か、医師側として患者や家族に伝えねばならないのは何かのすり合わせは誰もが考えていると思う。それに加えて、自分の理解していることを基準に話すんじゃなく、

相手がどの程度理解できる人なのかを考えながら

話すことをすり合わせるのも大切だ。「自分を基準にしない」ってのは常日頃から意識していないと難しい。私もさっきのヘルニアの説明みたいなことは、多分今でも、いやむしろ専門家って呼ばれるようになっちゃった今の方がやらかしてるかもしれません。……いや、多分やってるなー。それを指摘してくれる人が上にいてくれる立場じゃなくなってるってだけで。

第4章 手技でも用語でもない。でも、大事だと思ってること

「まえがき」でも書いたが、本書は外科手技に限らず医療現場全てにモチーフを広げて、理論で物事を考えていこうというネタを集めた「拾遺集」として書き始めたものである。ここでは外科手技とか医学用語とかの範疇にも収まりきらないいくつかの案件について、勝手なことを述べていきたい。

? 4-1 カルテ記載：電子カルテは便利だけど、サマリーはサマライズしようよ

電子カルテは便利だ

電子カルテってやつはもはや、大病院のみならず、小さなクリニックでも普通に使われるようになっている。批判は多々ある。例えば、医師が画面ばっかり見て患者さんの顔を見ない、ちょっとプログラムを修正したいというとすぐ100万円単位の金がかかる、などなど患者側からも医師側からも出ている現場の声を数え上げたらキリがない。そういう批判を差し引いたとしても、電子カルテは病院内にひとつしか存在しない紙カルテと違って、端末があれば該当患者のデータを複数のところで見られるというのが非常に便利である。

これはある意味で邪道かもしれないが、カルテ記載がコピー&ペースト（コピペ）できるのも便利だ。例えば、一定の化学療法を定時で何度も繰り返している患者さんなどでは、手書き伝票を毎回作

るよりはるかに速いし、書き写しのミスなども防げる。投薬内容を看護師と薬剤師でダブルチェックするときなどもやりやすい。

電子カルテは安易だ

ただ、コピペも度が過ぎると問題だ。私が特に気になっているところがひとつある。いわゆるサマリーである。

行政機関やその外部団体が行う病院機能評価の基準に、「入院サマリーは退院後2週間以内に完成させること」という項目がある。サマリーの役割は（入院業績集を本棚に飾っておくことじゃなくて）、その患者さんが次に外来に来たときに、前回入院中の診療内容を短時間で確認し、次の診療に役立てるってことだ。「退院したらさっさと作れ」という行政の指導方針は（正直、悔しいけど）全くの正論だ。

ってことは別の言い方をすれば、サマリーは忙しい外来診療で診察の直前に、さっと見て内容を把握できる簡潔なものであるべきだ。

ところが、下手な奴が書くと、入院中のカルテ記載を全部順番にコピペして、サマリー書けました～ってことが少なからずある。電子カルテになってコピペがしやすくなり、かえってサマリーを簡潔に作るのが下手になってる場合もありそうだ。中には指導医の方が、あれも大事だこれも大事だって言って、どんどんサマリーを膨らませちゃう場合もある。

だいたいこういう指導者は、大学受験のときに「これも覚えなきゃ、あれも覚えなきゃ」って言いながら、参考書にピンクやグリーンのラインマーカー引きまくってた人だ。挙げ句の果てには、マーカーを引いてない文字だけ選んで繋げてみると「てにをは」だけ、なんてことになってたりする。参考書に書き込むべきものは、過去に自分が間違えた項目とか、参照すべきページ数とかの「文字情報」であり、線だけを引くのは勉強じゃない。例えば私は、高校生のころ日本史の参考書の白鳳文化のページには天平文化のページ数を文字情報として書き込んで、すぐに比較できるようにしておいた（すみません、プチ自慢昔話っす）。そもそも学習参考書って奴は、重要な項目は最初っからほぼ完全に太文字や色文字になってる。それを覚えるのが先決だろう。ラインマーカー引きまくってそれを全部覚えられる記憶力のある奴なら、はなっから参考書なんていらない。

……すみません、また大脱線しました。

サマリーの書き方、具体的に言おう。

①箇条書き
②形容詞や副詞は省略
③体言止め推奨
④時系列で
⑤入院中の投薬量変更は数値も書く
⑥可能な限り短く

こんなところだろう。

……気がつきましたか？　上記の①〜⑥自体が簡潔なサマリーの書き方の見本なんですよ。例えば、①散文形式は読むのに時間を要するし、要点を把握しにくいので、箇条書きで書く方がいいなんて長い書き方より、ストレートかつ短時間で伝わるでしょ。

たかがサマリーごときでなんでクドクド言ってるんだって考えてる読者も多いだろう。でも私は、適切かつ簡潔なサマリーを書けることは、良い診療に不可欠だと思っている。

病態の主幹を把握してるからこそ、簡潔なサマリーが作れる

はずだから。その患者さんの病歴の重要なポイントを抜き出し、枝葉末節は切り捨てられる論理的能力が求められる。特に後者の切り捨てる能力を鍛えることは論理的思考法構築に必須と言っていい。

サマライズしてないサマリー（だったら元々のカルテ読んだ方が早いじゃん）なんて要らないんですよ！

? 4-2

異常値って何だろう？：$p<0.0001$ は必ずしも「有意」じゃない

数値で表せる検査データを見ると、必ず high または low を書く欄が隣についてくる。電子カルテでは、high が赤文字、low が青文字になっていたりして実に読みやすく、これ自体は何ら問題ない。ただ、第5章の学生レポートのところでもちょっと書くけど、high や low、あるいは黒文字の normal（いわゆる「正常範囲」）だったとしても、その病的意義については医師が総合的に判断せねばならない。じゃ、そもそも high とか low とかはどうやって決めているか？ 基本的には多数の患者、健常者の統計データ処理を行い、誰かがエイイっと線引きをしている。もちろん線引きにはそれなりの基準がある。

「正常＝平均値」である場合

第1に、該当データのみで数学的に決める方法がある。

身長や体重のように正規分布をしているデータなら、平均値±標準偏差×αの範囲を正常範囲とし、そこから上下にはみ出した部分を異常とする。いわゆる学校成績の偏差値の決め方と同じだ。例えば身長の正常異常を決めるデータは、身長の値そのものだけである。もしデータが正規分布しないものならば、正規分布する値に変換する（調整 Box-Cox 変換なるものを使うとのこと）そうだ。

上限値下限値を機械的統計学的に決めているのだから、ここからはみ出した

異常値が本当に「病的な異常」とは限らない。

単なる「非病的な基準範囲逸脱」かも知れないので、normal の範囲も正式には「正常範囲」ではなく「基準範囲」と呼ぶのだそうだが、実際の臨床現場では相変わらず「正常」と「異常」と呼んでしまっているのが大半だろう。非病的な基準範囲逸脱とは、例えば、学校の成績で言えば偏差値30以下と70以上は統計学的には基準範囲逸脱だが、別に70超えてる生徒に特別な教育は要らない（あっ、30以下は補習かな？）ってことだ。ＡＳＴの「正常範囲」が例えば10〜40 IU／Lだとしたら、別に10を切ってる患者に特別な病名はつかない（あっ、40超えてれば肝機能障害ってつけるかな？）って言えばわかりやすいだろう。

「正常＝健常者」である場合

第2に、該当データと別のデータを比較する方法がある。

すなわち、検査データを実際の疾患の発生頻度データと照らし合わせて、疾患発生率何％以上の値

を異常値とするといった決め方である。臨床診断により近い方法として、最近はこっちの方が一般化してきている。検査測定値の他に疾患発生率という臨床的データに基づいているから、疾病を反映している可能性は先述の「偏差値」方式より確実に高い。そのかわりに、検査値と疾病発生率の２つのデータを扱うのだから、

正常値、異常値には、false positive、false negative が存在する。

例えば（測定業者によって若干の差はあるが）腫瘍マーカーCA19-9は「37 ng／mL以下が正常」とされ、下限は無制限すなわち0までとされているが、これは例えば、膵がん患者の80％が37を超えるといったデータに基づいて算出されている。換言すれば false negative が20％あるということでもある。

さらに、比較母集団が違えば、疾患発生率という臨床的データそのものが変わってくる。今は新基準に移行して問題は改善してきているようだが、以前は血中脂質濃度の正常値が日本動脈硬化学会と日本人間ドック学会でかなり違っていたなんてことがあった。計算が間違っていたわけじゃない。考えてみれば、内科に通院している人（基本的には病気持ち）と、人間ドックを受ける人（基本的には健康な人）じゃ全く母集団の性質が違うのだから、データが違ってくるのも当然である（双方の学会でこの違いは指摘され、真面目に追跡検討がされているそうだ）。その辺をしっかり踏まえて、これも、あくまでも患者の病態の判断材料の一つとして考えねばならない。

全くの余談だが、２０１８年の国会で某参議院議員が「コレステロール値と疾病に関する質問」

をして政府の見解を問うたそうだが、回答記録を見たところ「ご質問の意味がわからないのでお答えできない」ばかりだった。国会で国民の健康について討論していただくのは多いに結構なことなんだけど……。質問をする国会議員さんも答弁する行政担当の方も大変ですね。

有意差は有意とは限らない

前著でも少し触れたが、ここでひとつ問題がある。実は、ビッグデータになればなるほどかえって値の意義が難しくなり、「false positive, false negative」を判定するのが難しくなる現象が起こりうるってことだ。

2019年秋のことだが、外科感染症学会で $n>30,000$ のデータ発表を聞いてきた。個々の施設からの発表演題ではなく、学会全体で集積したデータのためこれだけの膨大な n になった。その中で2群の「差」が $p<0.0001$ であったのだが、実数を見ると発生率97.7%と97.8%というものがあった。さすがにこれを発表した学会理事の先生も「n が大きいので有意差は出ていますけど……」と言葉を濁していた。統計学用語の定義上 false positive ではなく有意差ありなのだが、ここでの $p<0.0001$ は臨床的に意味のある差でないことは間違いないだろう。$p<0.0001$ って書かれると物凄い信頼性がありそうだが、

$n=100$ での $p<0.0001$ と
$n=10,000$ の $p<0.0001$ は全然意義が違う

ってことを意識しないと、データにごまかされる。

2002年に日本肥満学会が定義した肥満病の基準の一つとして使われている腹囲男性85㎝、女性90㎝ってのがあるが、なんせ腹囲なんて簡単に計れるから、あっという間にビッグデータが出て、それが唯一絶対って一人歩きを始めやすい。85㎝、90㎝を超えてる人はいわゆる生活習慣病を起こす危険が高いというデータは、統計的に有意性は非常に高く出ているはずだ。しかし、当たり前のことだが、身長190㎝の男性で腹囲85㎝切ってたらむしろ痩せ型だ。身長150㎝の人とは全然話が違う。身長だけじゃない。筋肉量、皮下脂肪厚、皮下内臓脂肪比率、食生活、運動習慣、こういうことを総合的に判断しなきゃいけない。この基準を作った学会の専門家の方々はそんなことは百も承知で作られているはずだし、膨大なデータの処理が立派な仕事であることにも疑問の余地はない。ただ、末端の現場でいわゆる健康診断レポートを見ると、今もって「腹囲85㎝超＝メタボ（＝痩せましょう）」なんて感じで機械的に「指導」してあるものを見かける。

2019年のラグビーワールドカップ日本大会で大活躍した日本代表の田中史朗選手は、身長は170㎝ないそうだが、腹囲85㎝は十分にありそうだ、多分。でもその中身のほとんどが鍛え上げられた筋肉そのものだろう。田中選手に「太り過ぎです。腹囲を減らさなきゃダメです」なんて機械的に指導する医者はいないでしょうけど。

？ 4-3 ガイドラインはその背景まで考えよう

各学会編纂の診療ガイドラインの類は増える一方だ。かく申す私自身、あるガイドラインの作成に関わっている。もちろん、ガイドラインそのものは診療の方向性を決めるのには便利なものだし、いわゆる医療の均てん化にも貢献していることは間違いない。事が起こったときに裁判官が参考資料として使うなど、たまに本来の目的とは違う使い方がされることがあるのもやむをえまい。ただ、臨床医がそれを使用するにあたって忘れてはいけないことがある。

当たり前のように思えることだが、ガイドラインは

統計学的データに基づいて作られている「はず」

なのに、必ずしもそうではないということを理解せねばならない。

例によって、何が言いたいのかわからなくなってますね。自分なりに意見を言っていきましょう。

ガイドラインは客観的だ!

ややこしい話だが、ガイドラインの作成方法自体にも『Minds(日本医療機能評価機構)診療ガイドライン作成マニュアル』という「ガイドラインのガイドライン」みたいなものがあって、作成方法の基本は決められている。この「ガイドライン作成マニュアル」自体もときどき改訂されていて、改訂に伴ってガイドラインの作成方法も変化しているが、基本的な作業手順は変わらない。

大雑把に言えば、何をテーマに書くか決め(論文形式にするのか、クエスチョン&アンサー形式にするのか)、文献を集め、構造化抄録を作り、エビデンスレベルを判定し、文献の採用非採用を決め、担当別に執筆し、内容評価し……などなどである。執筆以前の一連の事務的作業はずっと変わらないし、それが実に膨大である。それをまとめあげ、場合によっては律速段階になってる委員のオケツを叩くなんて仕事は実に面倒くさい。100%完全にタダ働きだし。今作成に関わっているガイドラインでも、委員長と事務長格の先生方はほんとに大変そうだ。今後の改訂版は絶対引き受けたくない。そもそも、こんな自己主張の強い本を書いているやつには客観性必須の仕事は回ってこないと思うけど。

早速脱線した……。

とにかく、ガイドラインは客観的データ、統計学的データに基づいて作られることに基本的には間違いはない。

ガイドラインは主観的だ?

血圧みたいに膨大なデータが得られるものなら、統計学的エビデンスレベルの高い論文も多数ある。データが膨大になればなるほど、患者背景が不明瞭になってくるし、前節で書いた意味のない $p<0.0001$ ってやつが出てくるって問題もあることはあるけど、統計的エビデンス主体であることは間違いない。

その一方、外科系疾患のように数が少なく、ばらつきの多い分野のガイドラインではそうはいかない。作成マニュアルを厳しく守れば、エビデンスレベルの高い論文のないテーマ、クエスチョンについては、アンサーは「わからない」としか書けないはずだ。しかし、実際にはそういった分野についても、なんらかのアンサーを書かないと、どこもかしこも「わからない」だらけで、本当にわけのわからないガイドラインになってしまう。

そう、ガイドラインは統計学的データに基づいて作られている「はず」なのだが、実際には論文の筆者や、それを選択したガイドライン作成委員の統計に基づかない意見が書かれている部分も必ずある。エビデンスレベル的に言えば、「有識者の意見」(昔の言い方だと「エビデンスレベル5」)というやつだが、それも採用しないと、「わからない」だらけになってしまうので、採用は必要なことだ。もちろん「有識者の意見」の大半がセオリー的に正しいものであるし、選択はその分野の専門家であるガイドライン委員が熟慮して行っている。しかし、(その正誤は別として)ガイドライン委員の主観を完全に除くのは不可能である。

日本以外で「ガイドライン作成のガイドライン」がどうなっているのかは知らないが、海外のヘルニア診療ガイドラインを読むと、統計学的エビデンスのない手技については、一般診療ではなく研究として行うべきであるというニュアンスの「推奨」が書かれている部分も多々ある。診療の方式も、保険制度も全く異なる日本の実臨床がそれに振り回されるなんて問題も出たりしている。

さらに、Minds によれば、ガイドラインの最終的な推奨文決定に当たっては患者の価値観と希望も考慮することになっている（Minds、よくわかる診療ガイドライン：第3部 推奨作成の進め方─虫垂炎を例として、Ver1.1（2018.1.19）より）。これは一般市民を含めた作成委員の投票などで決められるものであり、エビデンスの数字だけで一方的に決めるのではないという観点からは正論なのに間違いない。ただ、（これも正誤は別として）一般市民の主観が入り過ぎてしまうことにならないかと思っている。

ガイドラインの問題点

本来、客観性を旨とすべきガイドラインの総本山の Minds から、作成方針が出されたのはなぜだろう？

言い方が乱暴かもしれないが、ガイドラインを読む人はもちろんのこと、ガイドラインを作る人の多くが「ガイドライン＝絶対のエビデンス集」と捉えており、そうとは限らないですよと伝えることが必要になってきているからなのかもしれない。

データを示すものとしては、ガイドラインを多いに活用すべきだ。しかし、一見客観的であるデータ自体にも、論文が書かれた国の社会的背景や対象症例などによるバイアスは必ずある。作成者がデータをどう解釈したかという主観性もどこかに必ずある。ガイドラインの全文を読破すればそういった背景もわかるはずなのだが、一般の臨床医には事実上そんな時間はない。ガイドラインを使うのは多くの場合、診療の途中で方針に迷ったときであり、辞書の如く使われるだけだ。クエスチョン&アンサーに目を通すだけで実臨床に戻らざるをえず、本文や引用文献まで読み込んでる時間はない。英文だったらなおさらだ。本文の英語なんか読む気にもなれないかもしれない。

エビデンスレベルって言葉も要注意だ。ガイドラインが作られはじめた頃は、この基準が曖昧で編者の主観によって大きく左右されるといった問題があった。そのために、比較形式による分類が重視されるようになった。これは、論文のデータ解析をメタアナリシス、二重盲検試験、症例対象比較などの比較形式によって、よく言えば客観的に悪く言えば機械的に「高い」「低い」と段階に分類したもので、論文の質が高い低いという意味ではない。最近のガイドライン作成マニュアルではこの問題を解決すべく、評価基準を変え質のいいデータを選べるような工夫をしているし、引用文献別のエビデンスレベルを機械的に書くこともなくなっている。よりよいガイドライン作りのために、Mindsをはじめとする関係者が改善を続けているのは正しいことに間違いないが、ガイドライン作成の時代によって「エビデンスレベル」の示すものが違うってのが話をややこしくしているのも事実だ。

自ら客観性を考えて判断せよ

ではどうする?

唯一絶対の回答はない。私に言えるのは、「主治医は自分で考えろ」ってことだけだ。ガイドラインを見るなんて言わない。むしろ大いに参考にすべきだ。ただ、できれば本文まで読み込んで、編者筆者がなぜそのアンサーにたどりついたのかを考えるべきだ。なかなか時間が取れないでしょうし、特に英文読むのは大変ですけど……。

今、目の前にある受け持ち症例が、ガイドライン作成の元となった論文の解析対象のカテゴリーに該当するのか、すなわち患者に

ガイドラインを当てはめてよいのかは自分で判断

しなければならない。臨床医はエビデンス、エクスペリエンス、セオリーの全てを考えねばならないってことは前著『なぜなん1』でもすでに書いた。

あなたの10人対象のエクスペリエンスは、アメリカ人千人対象のエビデンスより優れているかもしれませんよ。

4-4

弁護士は警察犬、医師は盲導犬

医師と弁護士。長者番付に出てくることはほとんどないが、「求人」が安定しており、食いっぱぐれの少ない資格として、何かっていうと引き合いに出される二大職業だ。様々な場面を移動しながら、1人の依頼人や患者に最初から最後まで関与し続けるってことでは、両方とも「犬的」だ（この表現に興味のある方は『なぜなん1』を読んでみてください。あっ、でも以下の話はこの表現を知らなくてもわかるので大丈夫です）。ただ、同じ「犬的」でも若干性格が違う。

弁護士は警察犬的、医師は盲導犬的である。

あいかわらず、訳のわからん表現だって？

いつもながら、すみません。解説します。あっ、もちろん医学以外は専門家じゃないし、例によって議論を煽るためにわざとステレオタイプな一方的書き方してることははじめに謝っておきます。弁護士の先生方、ゴメンなさい。

厳しい訓練と審査をパスして警察犬や盲導犬になった犬は、人にとって心から信頼できるパートナーである。そこは変わりない。しかし、警察犬と盲導犬には大きな違いがある。いや、嗅覚の話じゃないですよ。

警察犬は凛々しいシェパード

警察犬は主人である捜査官の命令を忠実かつ迅速に実行する。命令は絶対である。危険を伴うことも少なくなく、ときには殉職してしまう犬もいる。体力とともに、極めて強い忠誠心が求められる。

弁護士さんはこの点警察犬に近いような気がする。専門分野にもよるとは思うが、依頼人は必ずしも真っ当な人物とは限らない。ときには弁護士も被告人と同等に世間のバッシングを受けることもあるかもしれない。それどころか、依頼人自身が弁護士さんを罵倒してくることすらあるそうだ。ときには理不尽と感じていても、法の許す限り、正義と依頼人の希望を叶えるために全力を尽くす。

盲導犬は優しいレトリバー

盲導犬は違う。

私が非常勤講師をしていた看護学校で、全盲の非常勤講師の先生がおられた。ともに非常勤であったが、講義日程が毎年ほぼ同じ時期、同じ曜日に設定されていたこともあり、毎年1~2回だが講師控え室でご一緒させていただいた。そのとき連れていたのがレトリバーの盲導犬である。初めて会ったときすでに8歳か9歳のお婆ちゃんの域に達しており、来年くらいには引退かなって思っていたのだが（規則上では10歳で引退ってのが原則らしい）、翌年も会えた。先生が、「盲導犬の供給自体が全然足りないので、まだ現役を続けてもらってます」ってにこやかに話していたのを覚えている。この盲導犬ちゃん、控え室にいるときは、前足に顎を乗っけてくつろぎモードだったが、いざ仕事となると、先生とおんなじゆっくりしたペースで立ち上がり、先生と全くおんなじ歩き方で教室に向かっていった。どちらが引っ張るでもなく、妙に真っ直ぐきっちり歩くでもなく、本当に自然体だった。能力は全部使うが、あくまで自然体で患者に寄り添う。この点、医師に求められる姿そのものだ。

もう一つ違いがある。

例外もあるかもしれないが、警察犬にとって主人の指示は絶対のものである。盲導犬は違う。なぜなら、主人の指示が適切ではない可能性があるから。横から自転車が接近してきているのにgoの指示を出してしまうかもしれない。この場合に盲導犬はgoの指示に従わない。つまり、盲導犬は指示を受けた後、例外なく

その指示が的確なものかを自分で判断

してから行動に移している。医師も同じだ。可及的に患者の要望に応えていくのに変わりはないが、受けた要望の正当性妥当性を医師の立場で評価し、患者にとって、家族にとって（将来的には社会にとって）何が最も正しいのかを判断していかねばならない。

似た印象の職業だが、医師と弁護士とは発想法が違う。

4-5

「注意喚起（だけ）してまいります」ってのは、なーんもしないってこと

注意喚起は事故防止の基本

学会に行くと大概、特別講演ってのがある。昔はその会の大御所の先生の講演が多かった気がするが、近年は敢えて学会に無関係な、それどころか医学とは全く別の分野の著名人を招くことが増えているようだ。２０１９年春に行われた日本ヘルニア学会では、サッカー日本代表の山本昌邦・元監督を招聘して、個性の強い選手達をいかにして一つの強豪チームにまとめあげていったかを講演していただき、好評を博していた（ついでに、先着順サイン会まであったそうだ）。

私もいろいろなゲストの講演を聞いてきたが、今までで最も印象に残っているのは、内閣安全保障局（現在の内閣危機管理室）の元室長・佐々淳行氏の講演である。政治の危機管理の世界では非常に高名な方であり、真面目な堅い話だろうと思っていたのだが、実際には有名政治家の裏話（政治的に問題のあるような話じゃないですよ！）なども交えた講演であり、その落語家クラスの軽妙洒脱な語り口は今でも耳に残っている。

洒脱な中でも、さすがに危機管理については具体的な例を用いて非常に的を射た話をされていた。そのときに素材に使っていたのは、確かとある企業だったか、自治体だったかの謝罪会見の様子である。一語一語はっきりと記憶しているわけではないが、最も印象的だったのは、

「『今後、このような不祥事が起こらないように、注意喚起を徹底してまいります』って言ってますけど、それって『具体的には何も対策は考えていません』って言ってるのと同じことですよ」

という一言である。

なんのこと？って声が聞こえる気がする。いや、私自身その場では同様、キョトンとするばかりだった。

正直、全くの受け売りだけど、私なりに解説します。

注意喚起では事故防止はできない

To Err is Human。

1999年にアメリカで出された世界初の本格的医療事故分析報告書のタイトルであり、医療事故の本質を簡潔に表した言葉としてあまりにも有名な文言だ。どんなに算数の得意な人だって、どんなに注意してたって、3桁の掛け算を何百回何千回も計算をしてれば必ず1回や2回の計算ミスは出る。医療事故、事故まで至らなくてもいわゆるヒヤリハットの大半はこの類だ。どんなに注意してても、人間はミスを起こす。もちろん、ミスの内容を関係者に具体的に周知し、注意喚起することは事故防止の基本であり、それはそれで不可欠なことだが、それよりさらに大切なのは、注意していなくてもしていくことだ。

「ミスできないシステム」を構築

具体的に言おう。

例えば、麻酔ガスの配管で、酸素のチューブと笑気のチューブが繋げない構造になっていることが、「ミスできないシステム」の典型例だ。左右のある臓器・器官の手術で手術前に、患者さんの皮膚に直接「みぎ」「ひだり」とひらがなで書くことや、手術前日のシャワー浴で洗い落とすことのない足の裏に患者さん自身に氏名を書いてもらうことなども、その一環だ。

あっ、一度だけだが、「絶対に足の裏に氏名を書くわけにいかない」ってこだわる患者さんに会ったことがある。

姓は忘れたけど、名はムハンメド。そう、イスラム教徒の外国人患者さんである。イスラム教徒にとって偉大なる預言者の名前でもある「ムハンメド」を足の裏に書くことはできないってわけだ。「そうか、キリシタンで言うところの踏み絵みたいになっちゃうんだ！」ってことで、代わりに下腿に名前を書いていただき（アラビア文字だったらどうしようと思ったけど、ムハンメドさん、上手にカタカナで書いてました）、無事に手術できました。

脱線した。

ヒヤリハットをやらかしたときや、それを発見したとき、「叱責するのではなく、情報を共有して、原因究明を図る」のが大切だってことは、各病院の「医療事故調査委員会」に関わったことのある人ならよく知っているだろう。ミスしないように注意喚起するだけじゃなく、そこでさらに一歩進んで、「ミスできないシステム」を構築できればベストである。さっきも書いたが、術前に必ず左右を本人に確認するのは全ての病院でやっているだろう。そのとき、「右ですね？」ではなく「左右どちらですか？」という尋ね方をするように習慣づけることも、ある意味でシステム構築と言えるかもしれない。なぜなら、「はい」か「いいえ」で答えられる質問をすると、緊張している人や耳の遠い人はついついつい「はい」と答えてしまうからだ。海外に行ったとき、現地の言葉で捲し立てられるとついつい（英語圏じゃなくてもなぜか）yes と答えてしまう心理と同じだ。

少々やり過ぎかもしれないが、自分は患者さんが「右です」と答えた後で、「では、右手を上げてみてください」と追加質問している。ほとんどの患者さんが苦笑しながら挙手してくれる。このあいだ読んだ、東川篤哉氏の『完全犯罪に猫は何匹必要か？』（光文社文庫）という変わったタイトルのコミカルで面白い推理小説に、左右を聞かれると50％の確率で間違えるって登場人物が出てきて、それで……。うっ、これ以上はネタバレになるから書きたいけど書けない……。患者さんに「しつこいなー」って顔をされたときは、この小説をネタに弁解している。

? 4-6

手洗い、PPEなど：自分にとって何が最も大事なのかを考えよう

考えないでも体が動くように

COVID-19の流行に伴って、病院内での擦式手指消毒の仕方、物理的な手の洗い方、医療用防護具（personal protective equipment：PPE）の着脱の仕方についての情報を改めて数多く目にするようになった。我々の世代の医者はメチシリン耐性黄色ブドウ球菌（MRSA）やら多剤耐性アシネトバクター（MRAB）だとかを経験しているので、手指消毒や物理的な手洗いは日常的に行っていたし、私もinfection control doctor（ICD）の資格は持っており、PPEの着脱もやり方を知ってはいる。ただ、実際にPPE着脱をやるのは久しぶりであり、いざ自分でやってみると（**図4-1**）、体からギクシャク音が出そうな状態だった。感染症病棟開設の訓練の際、教えるふりをしながら、自分自身実践練習をやり直していたというのが本音である。

COVID-19対策の第一線で活躍した某感染症専門病院で

図4-1

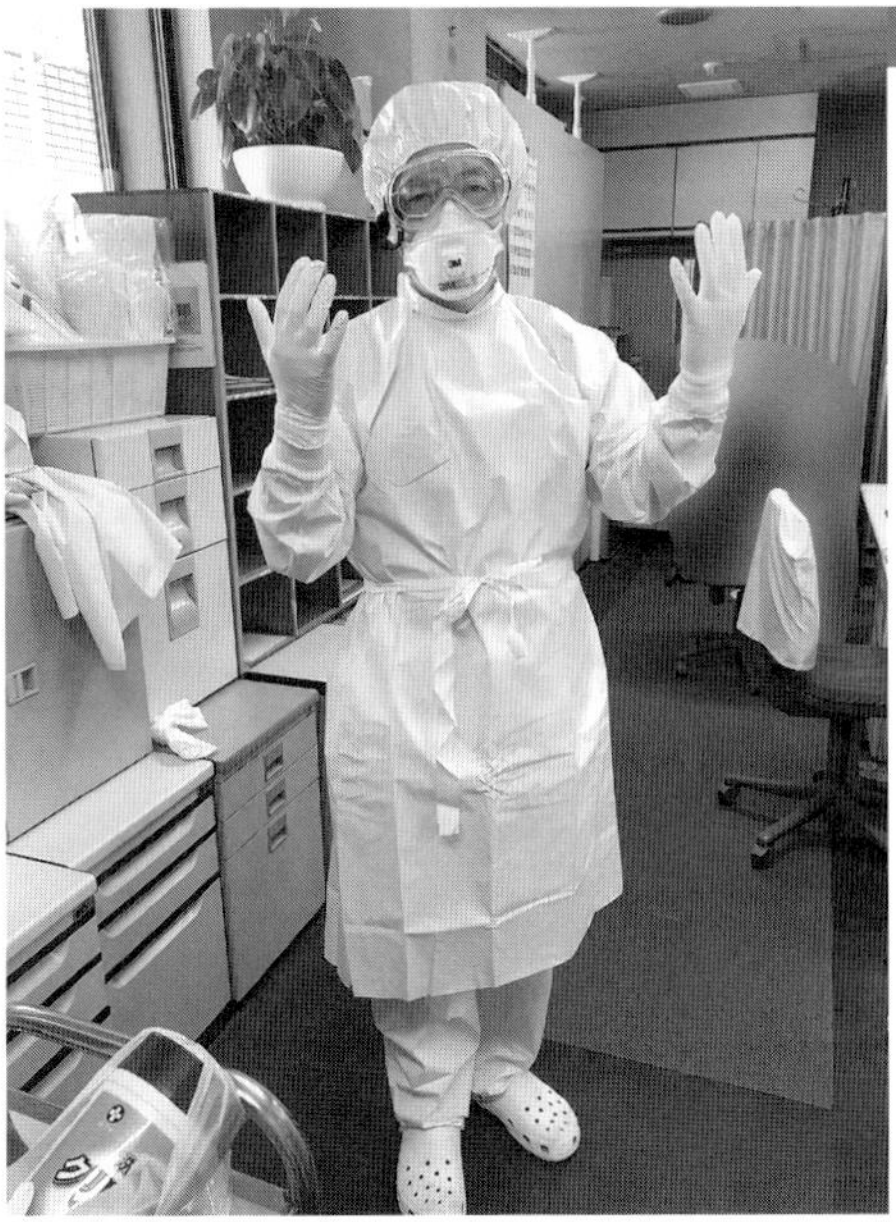

は、平時でも毎週1回スタッフ全員で練習をしていたそうだ。いちいち考えなくても体がスムーズに動かせるように、PPEが足りなくなっていない

平常時のうちに練習しておくことが何事も大切

だということは改めて実感している。

PPEの着脱は手術着の着脱と似通ってはいるが、一つ大切な違いがある。当たり前の話だが、PPEは着るときよりも脱ぐときの手順が大切だ。この点、外科手術の術衣とは全く逆であることに注意せねばならない。

考えて一段階上の動きができるように

それはともかく、感染防止対策指導法のイラストやパンフレットの記載で気になったことがひとつあるので書いておきたい。細かいことだが、物事を理論で考えるポイントになることだ。

擦式手指消毒薬の使い方について。

ネットで検索すればたくさんの手順指導イラストが出てくる。多くのイラストでは、手順を6ないし7ステップに分けている。すなわち、①擦式手指消毒薬を手に取る、②指先に擦り込む、③手のひらに擦り込む、④手の甲に擦り込む、⑤指の間に擦り込む、⑥親指に擦り込む、⑦手首に擦り込む、という手順である（**図4-2**）。多くの教材は、おそらく日本環境感染学会の指導法あたりを元に作られているのだと思う（同じ絵の使い回しが多いし）。もちろん、これを手順通りにきちんとやれば手首から先を全て消毒したことになり、正しい方法であることに異論はない。

しかし、ここで敢えて問いたい。

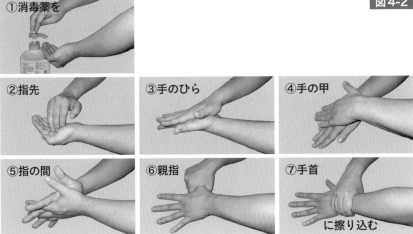

図4-2

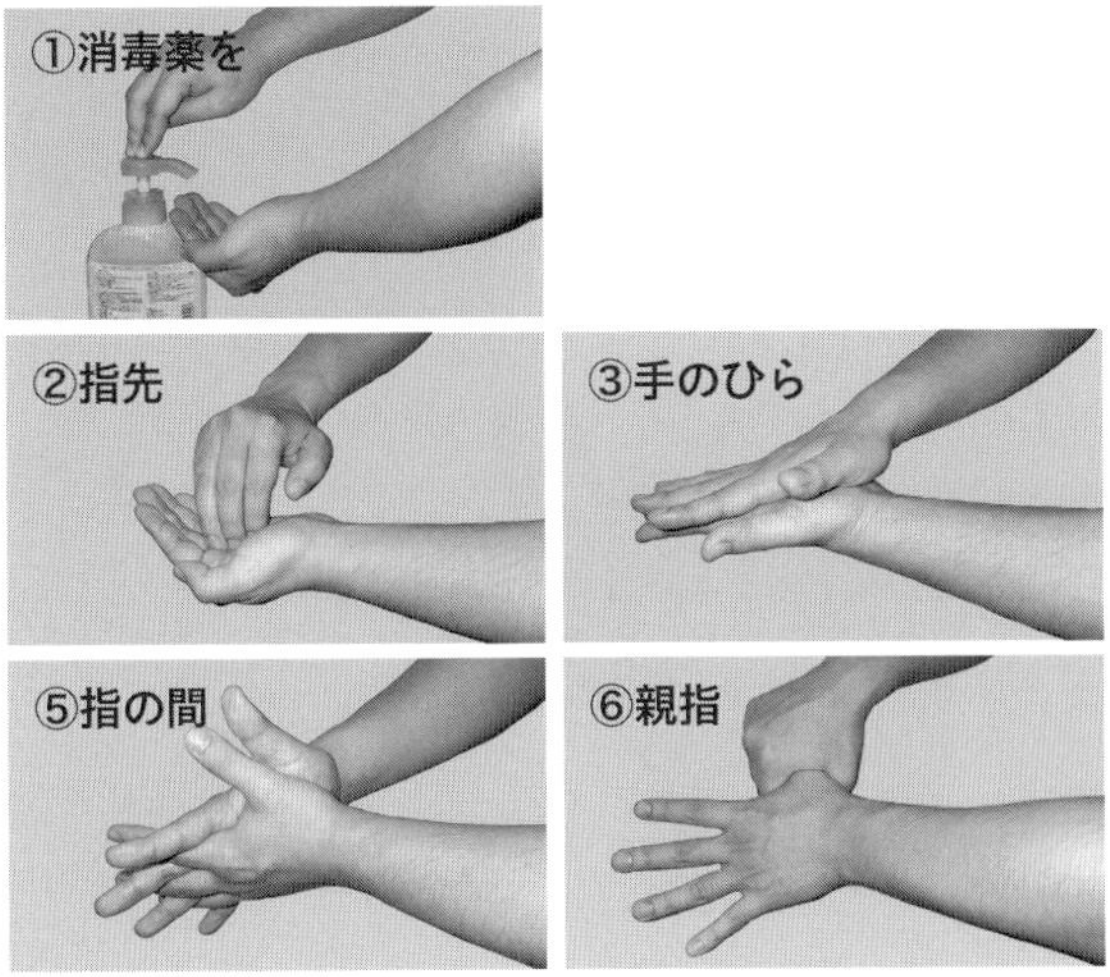

②～⑦の「擦り込む」手順の中で最も大切なのはどれですか？

「全部大切です。一か所たりとも気は抜けません」といった、一見優等生的だけど実は何も自分で考えていない回答を求めてるんじゃありませんよ。

2つのことをちょっと考えればすぐわかる。

ひとつ。日常業務で物に触れるのは手のどの部分ですか？

ほとんどは手のひらと指先だ。例えば、ドアノブとかコップとかいった大きな物を掴むときは、手のひらで物に触れる。一方、照明のスイッチとかキーボードとか小さな物を押すときは、指先で物に触れる。業務によっては手の甲だとか手首とかも含めた広い範囲で触れることもあるが、頻度的には圧倒的に少ない。

ふたつ。日常生活で普通に水で手を洗うとき、洗っていないのはどこですか？

手のひら同士を擦り合わせることは誰でもやる。指の間も軽くは洗う。手首や手の甲はほとんど水をかけるだけ。指の先は……これが意外にやってない。手のひらを洗うときに指の先も洗えそうなものだが、実際には指を伸ばして洗っているので、指の先端は擦っていない。

ちなみに、手を洗うときの「洗い残しの多い部分」って掌と手の甲を描いたイラストも最近引用されることが多い（**図4-3**）。あまりに

図4-3

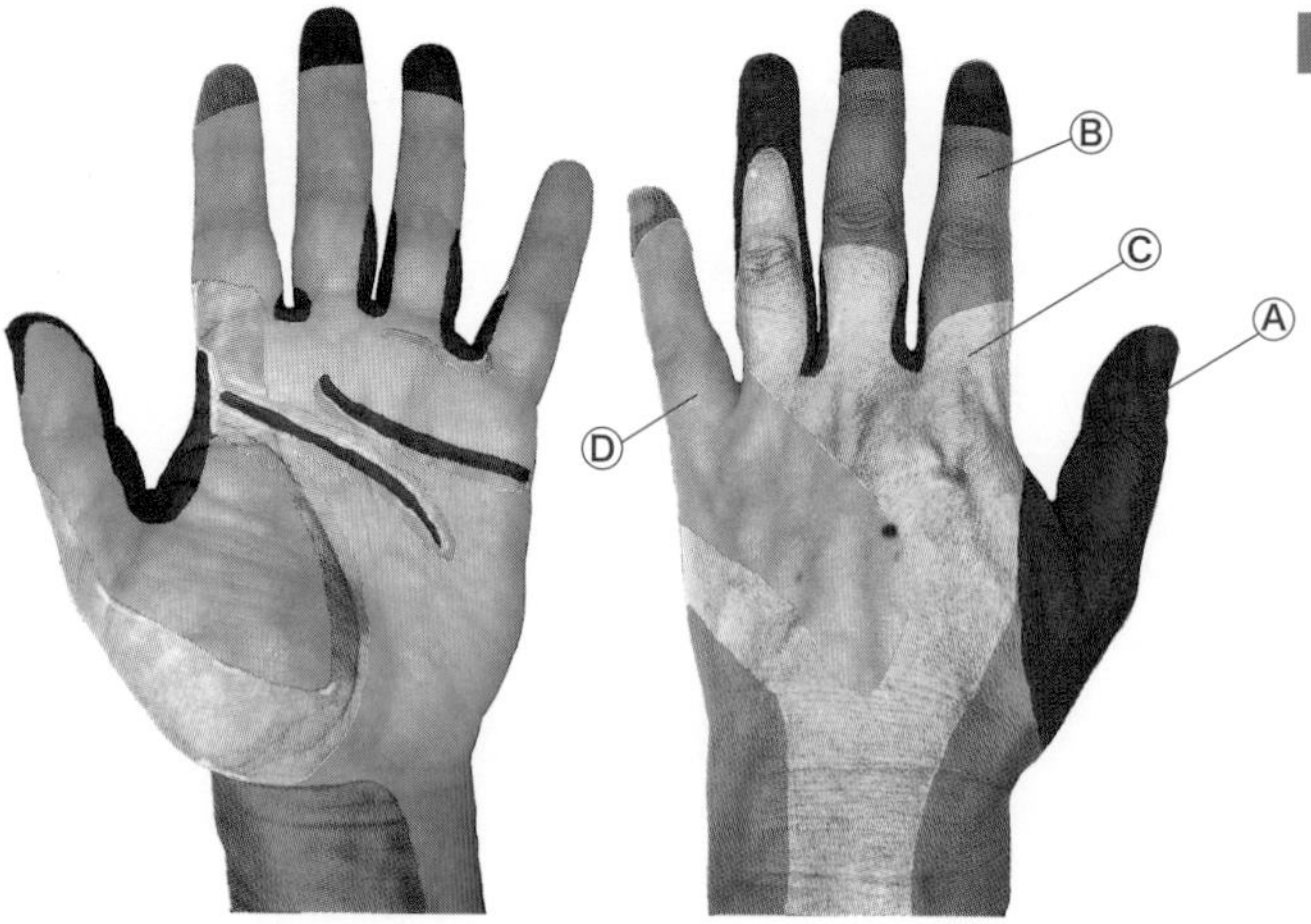

も多くのところで引用、孫引用がされていてもはや出典が曖昧になっているが、おそらく原本は1978年のTailorの文献だと思う。赤、橙、黄、白の4色刷りで（本書の**図4-3**では赤〜着色なしで表現）、赤（**図4-3**のⒶ）：最も不十分になりやすい部位、橙（Ⓑ）：不十分になることが多い部位、黄（Ⓒ）：不十分になることが少ない部位［なぜか白（Ⓓ）の部位についてはどのイラストを見ても何も書いてない。流れから言って「不十分になることがほとんどない部位」ってことだろうか。イラストを引用した皆さん疑問に思わないんでしょうか？？］に分類されており、第3〜4指の先は見事に赤だ。

そう、「②指先に擦り込む」（手のひらに消毒液を溜め、そこに反対側の指先を入れて擦り込む）のが最も大切なはずだ。さっき「ネットで検索すればたくさんの手順指導イラストが出てくる」と書いたが、その中で1種類だけ、②のイラストに赤丸をつけて、欄外に「指先から消毒するのがポイントです」と追記しているものがあった。このイラスト自体もさっきのものと同様にあっちこっちで引用されていて、もはやどれがオリジナルなのか調べられなかったが、はじめに②に赤丸をつけた方の、論理的でありなおかつ実践的思考に敬意を表したい。

医師や看護師に限らず、全ての医療関係者がパンフレットやイラストから学ぶのは大切なことだし便利だ。②〜⑦を完璧に行うことがベストなのは間違いない。しかし、それを鵜呑みにするだけじゃなく、そこからさらに何が最も重要なのか

論理的な判断を自分の日常行動に基づいて考えて

自分なりの応用を進めていってほしい。

例えば、清掃担当職員なら、指先よりモップを握る手のひらの方が重要かもしれない。キーボードよりペンを使うことが多いなら、ペンを挟む指の間の消毒が注意点になるかもしれない。

あなた自身のキーポイントはどこにありますか？

２０２０年のカーリングの日本選手権では、勝ったチームのメンバーが手のひらによるハイタッチをするかわりに、互いの肘をぶつけ合って健闘を称えていた。肘ならば万一ウイルスが伝播したとしても、その後ウイルスがついた部分で顔を触ったり、人が多く触れるところを触ったりする確率は低く、クラスターを起こすリスクは非常に小さい。最近は多くのスポーツで同じような光景を見かけるようになったけど、ひょっとして、競技中に肘同士のコンタクトのないカーリングだからこそ生まれた工夫なのかな？

第5章

考えさせる医療教育：こうして育てた（こうして育った？）

医療の分野に限ったことじゃないが、仕事のやり方を教わってるときは、とにかく覚えるだけで必死ってことが多いし、逆に教える立場となると、自分自身の仕事と教育の掛け持ちになって、過去に自分が教わってきたやり方を踏襲するので精一杯ってことが多いのが現場の実情だろう。

自分自身、教わる立場だったときも、教える立場になった後も、その例外じゃなかったとは思う。それでも、特に教える立場だったときは、なるべく「考えさせる」指導をするように心掛けたつもりだ。空回りも多かったけれど。今振り返ってみると、こうしときゃ良かった、あるいは逆に、こうしといて良かったってポイントがいくつもある。誰しもそうかもしれないが、自分の経験でどっちが多いかと言えば圧倒的に「こうしときゃ良かった……」の方なんだが……。ここでは「こうしといて良かった～」の話を中心に「おすすめ」を綴っていきたい。

あっ、体験談というか反省談というかなので、論理的な話はほとんどないし、この教科書で外科学を学びましたとか、こうやって手術を上達させましたとかいう、一般的なこと、外科医なら誰しも共有しているようなことは書きませんよ。

5-1

学生時代の物書き：レポートは判断力養成のシミュレーションをしよう、させよう

レポートは書き写せば一見完成する

症例レポート。

学生実習の頃から、医学生のみならず看護学生とかにとっても、鬱陶しいお荷物だ。検査データの数字を全部書き写すなんて単純作業、実にバカバカしい。いや、「レポート不要論」なんかを過激に唱えるつもりはないですよ。問題はその書き方だ。

年齢・性別、主訴、現病歴、既往歴、家族歴、生活歴、現症、検査データ、画像所見、診断、鑑別診断、治療法、転帰……内容の詳細はともかく、だいたいこういう順番で書いていくことは、書く対象がどの診療科の患者でも、書く人がどの職種でどの学校でも、そう大きな違いはないだろう。私は医学生の書いたレポートをしょっちゅう見ることがあったが、この形式自体に大きな問題のあるレポートにお目にかかったことはほぼなかった。

ただ、学生の勉強という見地からは、大半と言っても過言ではないレポートで欠けている視点があった。

「現症と検査データの間」、「画像所見と診断の間」、「鑑別診断と治療法の間」の情報が抜けているのである。

ん？なんのことかわからないって？

確かにわかんないですね。解説します。

レポートは考えなきゃ完成しない

現場の医師の思考パターン、行動パターンを考えてみよう。

①第1段階

患者さんが外来にやってくる。

「今日は、どうなさいました?」

と聞く。あるいは予診問診票を見る、過去のカルテを見る……。

一目でわかる外傷患者とかは別として、いろんな方法を使って、診察ブースで主訴、現病歴、既往歴、家族歴、生活歴、現症までの情報を集める。

で、必要とあらば、いろんな検査をオーダーする。

そこでどんな検査を選ぶか、医師はどうやって決めてるの?

そう、この診察ブースの段階、つまり、第1段階の思考として、「現症と検査データの間」で、医師は得られた情報から、ある程度の診断と治療を頭に描いており、その裏付けとなるはずの検査を行うのである。

学生のレポートを見ると、検査データが全て羅列してあり、検査機械で異常値と判定されたものにだけ、文字通り機械的に下線が引いてある。なぜそのデータを検査対象としたのかといった、データの臨床的意義を考えずに、単に値が「正常範囲」にあるか否かだけにしか目が行っていない(そもそも「異常値」とは何かは第4章で触れたけど)。画像診断も「診断レポート」の丸写しであることが多い。

②第2段階

医師は検査データ、画像データに基づいて確定診断を考える。つまり、「画像所見と診断の間」の思考が次に重要なんだ。例えば、問診などの情報から診断Ａを想定していれば、逆に「この検査数値が正常だから、Ａの鑑別診断Ｂは否定できるので、Ａの可能性は高い」なんて複雑な判断も行っているはずだ。この思考法からも、正常値（厳密には基準値っていうのが正しいんでしょうけど、やっぱりこっちが慣れてますね）だから無視していい（アンダーラインを引かなくていい）というわけではないってわかるだろう。

③第３段階。

で治療を開始する。どんな治療を？

もう書くまでもあるまい。第３段階の思考とは、「鑑別診断と治療法の間」の判断のことだ。

医師は患者と疾患の状態に基づいて思考し、何が最適な治療なのかを判断している。例えば、主たる疾患が悪性腫瘍であり、その進行度は教科書的には根治的切除手術の適応だが、患者の全身状態から、あえて姑息的手術を選択するなんていう判断がなされる場合だってあるはずだ。

以上３つの、

診断を下し治療を選択するための判断で、
自分がどう考えたか

を書くことが、レポートの筆者が、医師をはじめとする医療者の頭の働きをシミュレートしている、つまり考える力があるってことを示すものとして最も大切なはずだ。

かっこよく言えばＳＯＡＰのＡ（アセスメント）に相当するところだが、学生に指導説明するときはもっと端的に（学生にとっていーちばんわかりやすい表現で）言っていた。

「この思考過程が書いてないってことは、『次に行うべき検査は何か。2つ選べ』とか『この患者に最も適切な治療法はどれか。1つ選べ』っていう国家試験問題に答えるための勉強になってないってことだよ。落ちるぞ……」

こういう下世話な言い方で説明すると、学生も、「確かにその通りだっ！」って即座に青くな……理解してくれる。理解しにくいことじゃないはずなのに、なぜ学生は症例レポートをここが欠けたまま書いてしまうのか。採点する指導者側も、なぜここを欠いたレポートを気に留めないのか。

いろいろ要因はあるかもしれないが、私が思うに最大の理由は、実習の現場で学生の受け持つ患者のほとんどが、すでに診断と治療法の決まっている患者だからではなかろうか。

「この胃がん患者さん、君の担当にするからね、木曜に幽門側胃切除が予定されてるから、手洗いして手術に参加して」

なんて感じで受け持ちが決まる。学生にはすでに診断と治療法という問題の解答が与えられた状態だ。レポートを読む指導者の方も、自身が診断と治療法がわかってるもんだから、そこを判断する過程がレポートから抜けていても気にも留めない。

だから、検査データと手術記録の丸写しってレポートが出来上がって、教授の口頭試問にもまかり通る。その結果、教室で学んできた学習方向と、現場で学んでいる実習方向がバラバラになってしまい、5年生の実習期間中に、せっかく4年生までに学んだ知識が低下するな～んて珍妙な現象が起こる。

研修医と一緒に行動して、診断や治療法のわかっていない患者を最初から診る、というのが医学生にとっては理想的だ。ただ実際問題として、さすがにこれは1～2週おきに全ての診療科をローテートしなければならない学生実習では、教育システム上無理だろう。研修医になってから学ぶというのが実際のところだが、せめてレポートの書き方を教えるときに、そういう

論理的思考のシミュレーションをしながら書け！

っていう「考えさせる教育」をしてやらないといけないんじゃないかって思うんですけどねー。

正直言って、ここまで書き込んである（で、なおかつ疾患に関係ない検査データはあえて略してある）レポートは、年に1〜2回しか見なかったってのが実際のところだ。たまーにこういうのを見ると、1点から5点の5段階評価で6点をつけてた。んで、書いてないのは、ほぼ一律2点にしてた。1点をつけると、学務課から問い合わせが来たりしてあとあと面倒臭いので。

そんなことして学生に恨まれなかったかって？ 大丈夫、大丈夫。他の先生が、「採点する指導者側も、なぜここを欠いたレポートを気に留めない」か知らないけど良い点つけてくれてたから。あらかじめ、「教授に出す前にレポート見てくれますか？」って言ってくる積極的な学生さんにはこの話をして、考えるレポートを作ってもらっていた。消極的な学生はどうしたかって？ 正直、そこまで面倒見切れるか、5年生にもなって！

?
5-2

クルズスはワイワイガヤガヤであるべし

実習は実習の雰囲気たるべし

医学生の臨床実習中には専門医による少人数制の小講義・小実習、つまりいわゆるクルズスが組み込まれている。大学病院などでは、学生のみならず研修医対象に行っているところもある。最近は、

アメリカの外国医学部出身者に対する臨床ライセンス制度の変更（臨床実習時間の下限が厳しくなった）に伴って、日本の医学部の実習時間も増加されていることや、各大学でのいわゆる国試対策の方針などによって、クルズスのあり方そのものが変更されてきているケースもあるようだが、少なくとも自分が実習を担当していた頃は、2週間の外科実習の間に7～8コマのクルズスが組まれていた。実際のところ実習とは名ばかりの講義形式のものが多かったようだが、その中で自分が長年担当していたのは縫合結紮実技であり、クルズスの中でも最も実習の名にふさわしいものだった。それだけに、他のクルズスとはかなり雰囲気が違っていた。

実習は互いに教え合うものたるべし

実習室（と言っても、普段は小会議室として使っている何もない部屋）に入る。学生さんは教室形式に腰掛けており、全員講義を受けるべく教壇（壇なんかないけど）に向かっている。で、私は部屋に入って開口一番、

「あれ？ 前の班の連中から情報手に入れてない？ なるべく皆で一緒にやれるようにするよ。はいはい、机動かしてー」

大概、一瞬の間の後、みんなで（私自身も含めて）机を部屋の真ん中に集めて周りに座る。小学校の教室で給食食べてるみたいな感じだ。

で、その真ん中に抱えてきた段ボール箱をドカンと乗っける。

段ボール箱に入っていた物を列挙してみようか。外科実験室の隅っこから拾ってきたり、手術室から古くなった物をもらってきたりした持針器、鑷子、鉗子、ハサミ。内視鏡手術のディスポの鉗子やハサミ。手術で余った針、糸、針付き糸……あー、これは本来は手術室で回収なんだけど、「実習で

使うから」と言って許可をもらって頂戴してました。各種自動吻合器（ほとんどは使用ずみだけど、たまに手術室で出したけど「サイズが合わなくて」使わなかった未使用品もあったりする）。Johnson & Johnson 社から使用ずみのやつをもらった練習用の皮膚モデル。針捨て用の医療廃棄ボックス。それに磁石とセロテープが一つずつ、これだけは普通の文房具だ。

新品の練習用機材を買う予算なんかありゃしないので、とにかくかき集めたものばかりだが、実はそれがいい。

「縫合と結紮の実習だからねー。使うものを取ってって。数足りない物もあるからね。早い者勝ちだよ」

ここで、学生の積極性（単なる性格？）の差が現れ始める。器材を分類してみんなに配分していく奴。とにかく自分の器材を確保する奴。段ボールに取りついたのはいいけど、手が出せなくてオロオロする奴。椅子に座ったまま配られるのを待ってるだけの奴。でも、ほとんどの班で、前二者の性格の連中が、「この器具は何だ、どう使うんだ、そもそも何が要るんだ？」って議論を始める。よしよし、その調子。何しろ器材の種類がバラバラだ。ここから、自分で考える実習が始まっている。そこで座って待ってる君、学習で遅れを取ってるってことだぞ。

「じゃ、とにかく縫う練習してみようか。はいはい、さっさと準備して。針持って」

やり方を教えることは、この時点ではしない。教えてくれるんじゃないのー？って文句の出る暇を与えずに。ここまでくると、ほぼ全員なんらかの形では器具で針をつかんで、それっぽい雰囲気にはなってくる。自信のある奴の中には、もう始めちゃうのもいるが、こういう奴は大丈夫、止めないで放っとく。ここでおもむろに、

「はい、自分の持ってる物それで合ってる？隣の人と比べて」

そう、隣にヒントがある。第1章の最初に書いたことと同じ発想ですよ。

「お前、針の向き逆だぞ……多分」

「ジュ針器ってこれでいいのか？ どうやって持つんだ？」

「このピンセットの先端に歯がついてるのは何なんだ？」

あーだこーだ、ワイワイガヤガヤ。これでよし。

で、このタイミングでおもむろに、持針器と鉗子の違い、先端が真っ直ぐな器具と曲がった器具の使い分け、針の持ち方とかを教える。最初の一言は、「ジュ針器じゃなくてジ針器だよ。だって、針を持つ器械なんだから」で始まることが多いけど。「磁石とセロテープは何に使うの？」なんて質問もしたりする。その答えは、皮膚モデルを机に固定すること、使用ずみの針をくっつけておくことであり、縫合結紮の実技には関係ないが、こういうことも自分で考えてもらった方がいい。

とにかくこういう雰囲気を作っておくと、箱の中身の他の器械も興味を持っていじくり回すようになる。自動吻合器とか、内視鏡手術道具とかも現物を手にとってみると忘れない。

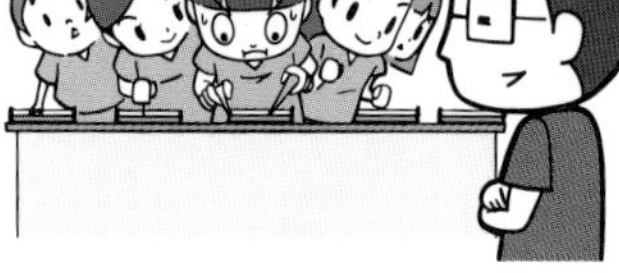

班の中にはたいてい1人や2人、すでに糸結びをやっていたり、一度教えればすぐに出来る器用な奴がいる。その代わり、たいてい1人は「なんでだー」って叫びたくなるような不器用な奴もいる。ワイワイガヤガヤの雰囲気を作っておけば、できるメンバーを中心に、互いに教え合ったりするようになっていき、研修医教育で有用とされている

屋根瓦式教育が学生の中で自然にできてくる。

実習の最後は、結紮の実技テストをやっていたが、不器用な奴の順番になると、ほぼ全員で手伝い

が始まって（これも敢えて止めない）、全員合格に持っていくようになる。

縫合結紮が下手でも構わない。技術自体はやってればそのうち絶対上手くなるから。

?
5-3

実技のチャンスは逃すな：看護学生に採血させたってええじゃないか！

看護学生の実技指導は制限が厳しい？

医学生の実習に比べ、看護学生の実習はいろんな意味で制限が厳しいようだ。医師と看護師の社会的立場の違いとか、同じ職種内での上下関係の違い（『なぜなん1』で「医師は犬的、看護師は猫的」って書いたこととも関連してます）などいろんな理由があるようだが、病棟実習の指導（もちろん、指導の主体は看護学校の先生や先輩看護師さんなんだけど）のときも、「あれは必修でやらせる、これはまだ現場でやらせたら駄目」って手技がかなり厳密に決められている。そのかわりというわけでもないだろうが、学生同士でお互いに採血とか胃管挿入とかの練習は結構やっているようなので、必ずしも手技が下手ってわけでもない。むしろ医学生に比べて、上手な学生と下手な学生のウデの差が小さかったように思っている。

大学教員時代には、医学部の実習生と同じくらい、附属の看護学校の実習生もよく見かけた。病棟師長さんに対する朝夕の挨拶時をはじめとして（とにかくきっちりしている。最初見たときは警察学校かと思ったものだ。もちろん、挨拶がきちんとできるのは大変に結構なことだ）、看護学生さんは医学生に輪をかけて、病棟実習では緊張している場面が多かった。他の医師とのコミュニケーションをとる場はあまりなかったようだが、私は看護学校の非常勤講師もやっていたため学生と顔見知りであることが多く、医師の中では比較的話しかけやすかったようだ。

あー、私がどんな感じで看護学校の講義してたかは、この本を読んでいただければ想像つくでしょう。

……あるポカポカ日和の6月の午後、3限と4限の2コマ続けての講義があったとき。3限目に教室の最前列で、男子学生が必死に眠気に耐えてるのを見つけたんだが、案の定、講義の終わる頃にダウンした。顔の側面を机につけて口はぽかんと開いたまま。文字通りダウンって感じだったんだが……あまりにも見事だったので、休憩時間中に他の学生に「しーっ」て目配せしながらゆっくり近づき、ドアップの写真を撮った。

昔々、自分の大学の卒業アルバムにはこの手の写真はドッサリ載せた。編集委員長なんぞやっとりましたんで。医師になってからも、ベルトに小型カメラをつけて持ち歩いているってのは習慣になってた（今はみなさんスマホでやってますね）。

このときの撮影は、学生（特に女子学生）を眠らせないのには何より効果がありましたよー。次の時間は、彼以外ほとんど寝てなかったなー。あっ、念のため付け加えるけど、今の時代にこれやっちゃヤバイかもですよ。パワハラだとか、アカハラだとかになりかねないんで（さっき女子学生って限定したのもセクハラかも？）！！

看護学生の実技指導制限をぶっ壊す

実習の話に戻ります……。

そういうわけで、看護学校の先生の指導とは別に、私は勝手にかなりアグレッシブな指導をしたりもしていた。手術室実習のときなんか壁沿いに立って見てるだけって学生が大半だったが、私に言わせれば、「迷惑にならないようにしてます＝実習の機会を捨ててます」ってことであり、なるべく

(医学生と一緒に行動させ)実際に働いている医師や看護師にピッタリくっつかせて、「現場を見ろ!」って言っていた。はじめの頃は、そんなこととして指導担当の看護師さんから煙たがられないかなんて心配もしたが、看護師さんの方は、

「後輩を指導してやりたいのは山々なんだけど、自分の業務が忙しいし、医師に邪魔だと思われても困るし」

ってのが本音だったようで、医師の方から働きかけて指導をすることは、むしろ、

「これ幸い。どんどん指導してやって頂戴!」

だったようだ。

実は、私の方から実習の看護学生に話しかけることが、これとは別に毎年2回ずつあった。病院職員の健康診断のときである。

「君ら、何年生?」

「3年です。去年先生の講義聴きましたよー」

「来年卒業か。じゃもう採血とか、かなりの実技はやってるね」

「練習でしたら……」

「このグループで、採血が一番下手だったのは誰?」

「一番下手が誰かは……でも、私、自信は全然ないです。いっつも緊張しちゃうんで」

「ふーん。じゃ悪いけどさー、今から採血やってくれない?今日、病院職員の健康診断なんで」(と、私の腕を差し出す)

「えっ!あっ、でも看学の先生から、まだ現場でやっちゃ駄目って言われ

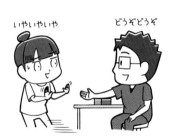

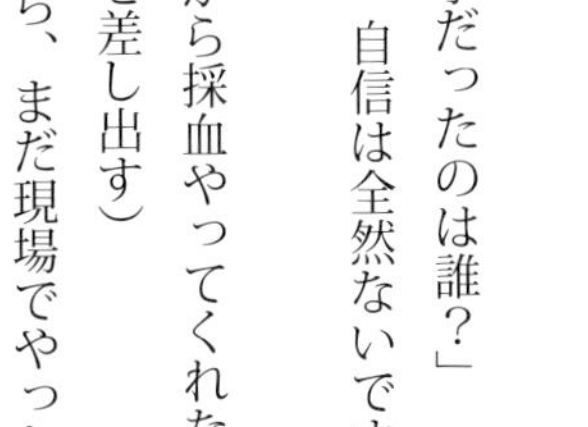

てますんで」（と、逃げようとする）

「もちろん患者さん相手はダメだよ。でも僕だって看学の講師やってんだから、練習台としちゃ問題ないよ。もし看学で問題になったら、そっちの先生には医学部の指導教官がやれって言ったって言えばいいから」（と、追い込む）

たいていこの辺で、これまでの私のやり方を知ってる病棟のベテランナースが、

「やらせてもらいなよ。ちゃんと指導してくれるから」（と、逃げ道を塞ぐ）

なーんて感じで、いっつも採血をやらせていた。

ついでだが、私の血管は太くてよく見えるので（そうじゃなかったら、こんな提案できなかったでしょうね）、学生が針を刺そうとする寸前に、

「万一、この太い血管で失敗したら、看護師になるのは諦めた方がいい」（と、わざとプレッシャーをかける。でも、ここまでくるとみんな覚悟を決めるのか、このプレッシャーでビビったやつは意外といない）

採血部位はこっちから指定したし、採血中にかなり細かい指導もした。採血者側に手が3本要るような状況になりそうだったら、もう一人の学生に介助をしてもらったりもした。そういう条件付きではあるが、長年の経験で採血を失敗した学生はただの1人もいなかった！

「やってみせ、言って聞かせて、させてみせ、誉めてやらねば、人は動かじ」

旧日本海軍の名将、山本五十六大将の言葉である。ついでながら大将は、「ベテランは『近頃の若い者は』って怒るんじゃない。あんたらも若かった頃には同じこと言われてたんだ」って内容の言葉も残している。どっちも現代社会でもそのまま使える名言だ。

臨床医療の現場で、患者相手の「本番」は突然やってくる。
そのときまで

チャンスを逃さずに腕と度胸を鍛え

本番では腹をくくれた奴が勝ちだ。
看護学校の学生の皆さん、私の予想以上に胆が座っていた。今頃、みんなきっと頼りになる看護師さんになって活躍してるに違いない。

5-4

学会発表：臨床医だからといって、臨床だけやりゃいいわけじゃない

学会参加はちょっと面倒くさいけど

今でこそ、自分は外科医の中でも学会発表を相当数こなしてきた方だと自負しているが、研修医になって4か月目に初めて「学会報告をしろ」と言われたときは、「えっ、何それ？ 学会ってのは、聞きに行くものでしょ。壇上で発表するのは教授とかの偉い先生の仕事じゃないの？ そもそも、学会ってのは学問の世界でしょ。臨床医って学会活動なんてするの？」なーんて盛大な戸惑いが第一印象だった。私の時代に限らず、実際のところ今でも、親族に大学病院勤務医でもいない限り、日本中の新人臨床医の多くが似たような感想を持つんじゃないだろうか。とにかく、私にとっては全然予期することなく学会デビューが降ってきたという状態だった。

何しろ私が研修医だったのは、デスクトップの大型パソコンがようやく世間に普及し始めた頃で、インターネットだ〜 Wi-Fiだ〜なんて影も形もなかった時代。とにかく先輩に言われるがままに大学

の図書館に通い、重たい医学中央雑誌を文字どおりひっくり返して、過去の類似症例を探し出す、いちいち図書館の窓口に行って文献のコピーを申し込む、図や写真は写真スタジオに依頼して作成する、発表用のスライド原稿は1週間前には完成させなきゃ間に合わない、なんていう時代だった（もちろん、「スライド」は電子データじゃなくて実際の物品だった！）。それでも、その昔の手書きロットリングで図を作っていた時代からすると、はるかに楽になっていたって話だが。

今は下手すると学会の当日、会場に着いてからPCいじって、発表内容を修正するなんてこともやったりしている（実は、それはそれで逆の意味で大変なんだけど）。とにかく、その当時はオーベンに言われるがままに作って、言われるがままの言葉で発表しただけというのが本当のところだろう。

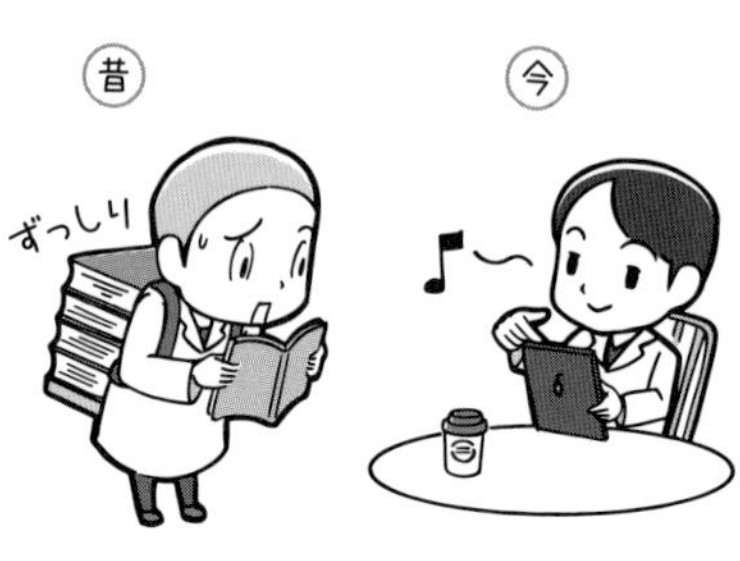

学会参加は慣れると楽しい

それでも、病棟からほとんど離れられない生活をしていた外科研修医としては、新鮮かつ刺激的な経験であったのも確かだ。それもあってか、それ以降、発表しろという指示があれば、ほぼ全てこなしてきた。

初めて泊まりで出かけた学会があったのは、確か医師になって5年目、開催地は福井市だった。当時は北陸新幹線なんてものがあるはずもなく、前日当直だった静岡の三島から新幹線こだま号で名古屋まで行き、そこから在来線の特急に乗り換えるっていう面倒臭さだった。実はそれが却って幸い。嫁さんと2人で北陸小旅行を楽しめた（もちろん、発表はきちんとやりましたよ！）。それ以降、約

30年、自分の旅行といえば8割方は学会がらみという生活が続いてきた。特に子供が小さかった頃は、ほとんどいつも家族旅行状態だった。研修医時代を過ぎても多忙さの変わらない外科医にとって、病院を離れて「旅行」に行けるのは学会のときくらいしかないってのも事実だった。

国際学会も出せと言われりゃ必ず応募した。えっ、国際学会！すごい！って思っているあなた。演題応募が集まらなくて困っている国際学会も結構あるんですよ。参加できそうなところを選べば、有名な国内学会よりむしろ簡単に通ります。英語がしゃべれない？しゃべらないですむポスター発表っていうものがあるんですよ。邪道って言われりゃそれまでだけど、自分がこれまでに行った海外の観光地の半分くらいは学会絡みじゃないかな？こんなこともあった。ある学会が8月の末にポルトガルであったので、演題を応募したら通った。さらに、9月の初めにイタリアで別の学会がありそれも通った。その間、1週間……。超多忙な教授ってわけでもないし……。「夏休み～」と称して、ポルトガルとイタリアの間の国で過ごさせていただいた。「国際学会で～す。演題発表してきま～す」って感じで大手を振ってね。出張費なんかもらえる環境じゃなかったんで、完全に自腹だったからってのも大きかったんですけど。

大学の教員時代は自分の発表もさることながら、なるべく若手に発表をしてもらうようにしていた。最初はもちろん、「そんな余裕ないっす！」って反応ばかりだが、それは自分も来た道。なだめすかして、手伝いもして、とにかく学会ってものに慣れさせる。病棟から離れられるって快感も味わってもらう。

若手も少し余裕が出てきて、自分で抄録やスライドを作れるようになってくれれば、「春の学会は札幌で開催だけど、秋は地元の東京だから面白くない。この症例報告はなんとしても春の学会の方に間に合わせる！」なんて感じで、演題の応募とジンギスカン店の予約を並行して進められるなーんて強者も出てくる。動機が不純だろって言い方もあるが、こういう奴らはいつの間にやら発表そのものが上手くなるのはもちろんのこと、

文章を素早く書く力がついてくるし、後進の指導も上手くなる。

さらには後輩を学会（を兼ねた旅行）に誘ったりして先輩として慕われてくることもあるので（さっきの強者君、このあいだ後輩3人をミラノに連れてったっけ）、自身にとっても外科領域全体にとっても決して悪いことではない。もちろん、専門医申請とかの業績にもなる。

私自身、最近は自分の発表はめっきり減ってきた。その反面、座長だとか評議員会だとかで出席せねばならない学会は結構まだ残っている。仕事内容の好き嫌いはあると思うし、若手医師が忙しいのもよくわかるけど、

学会にはなるべく積極的に応募する

ことを勧めますよ。

私も学会でもなければインドのジャイプールなんて所を訪れるなんて、多分一生なかったろうし……あっ、インド結構楽しかったですよ。

最後に、ちょっとだけ大事な注意。

スライドの文字を強調するとき赤を使うことが多いと思うけど、ブルーなどの暗い色を背景にした

ときは、赤は意外に目立たない。いや、ＰＣの液晶ディスプレイで見ると目立つんだけど、広い会場で投影プロジェクターの光で見ると、予想外に沈んだ色になって、白の普通の文字より却って見えにくくなってしまう。

ピンクやオレンジがお勧めですよ。

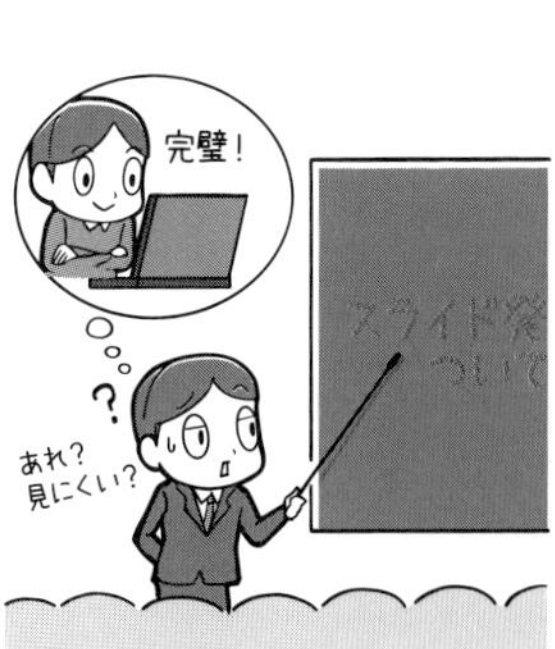

? 5-5

論文のお作法：過去の形式は守ること、でも過去にないことを書くこと

論文書きはもっと面倒くさいけど

学会に慣れてくると、次にくるのが論文の執筆である。

論文執筆が論理的思考構築に有用

なのは当然だが、ここではもっと実践的なことを書く。あっ、形式も長さも全然違うので博士論文のことはひとまずおいておきますよ。医学誌への投稿論文のことだと思って読んでいただきたいです。

専門医資格取得なんか関係なく、医学の発展のために自主的に論文発表をするのが一番望ましいことなのは間違いない。もちろんそれは医学者としての業績であり、それが結果的に自身の出世につながっていくのは当然のことだ。転職のときに業績として履歴書に書くこともできる。それに、こういう論文の場合、多くは筆者の主張が明確であり、意図のわかりやすい論文となる。もちろん、その主張が正しいかどうかは全くの別問題だが。

実際には何らかの資格取得のため、特に専門医や指導医の資格を取ったり、さらにはそれを更新したりするために必要なものとして、論文発表を嫌々行うという場合も多いだろう。特に症例報告ではこの手のものが多いと思われる。先輩医師から、「この症例は珍しいので症例報告を書け（後々、資格取得に使えるし）」って言われると、若手としては99％、「この忙しいのに余分な仕事が増えたー」っていうのが第一印象だろう。でも、そこから逃げ回っていると、同期が全員専門医になったのに、自分だけ業績が1件足りなくて資格が取れず、もう1年大学病院に居残らねばならないなんてことになりかねない。それはともかく、こういう場合の多くは、珍しい症例だから書きましたってことに終始し、筆者の主張自体が不明瞭で、何が言いたいんだかさっぱりわからん論文となることがしょっちゅうある（当然ながら、主張のわからん論文は、査読段階で却下される率も高くなる）。

論文をちょっと楽にするコツ

私はある外科系学会機関雑誌の編集委員をやっている。その雑誌は症例報告が数多く投稿されるので、その査読を依頼されることが多い。前述のごとく、論文（特に症例報告）の執筆動機には色々なものがあるし、不慣れな著者や、面倒見の悪い指導者が少なくないことは仕方がないが、毎度のように感じている問題が2つある。換言すれば、こうすれば絶対いい論文になるっていうコツが2つあるので、ここに書いておきたい。

第1に、文章の形式について。

論文は自由作文ではないので、その基本的お作法として形式を守らねばならない。まかり間違っても、私が今書いてるこの本みたいな勝手気ままな文体で書いちゃいけない。ただし、形式と言っても、「はじめに」「症例」「考察」「結語」「文献」なんて当たり前の全文構造の話じゃありませんよ。

大切なのは「考察」のなかの構造形式

の話だ。

全ての論文に例外なく当てはまるというわけではないが、症例報告の考察にはある程度決まった書き方というか、お作法みたいなもんがある。例えば、①疫学（過去の文献報告数など）、②疾患の原因、③診断、④予防（対策）、⑤治療、⑥自験例の特徴、⑦まとめ（結語）、という順で書いていくってことだ。ただ、慣れてないとこれが意外に難しい。文献報告を書いている途中に自験例との治療法の差異に気づいて、いつの間にやら治療法の話になって、どんどん段落が長くなってくるなんてことがザラにある。こういうだらだら感をなくし、うまく形式をまとめるには意外に簡単なコツがある。それは、

仮のタイトルをつけて各段落を作っていく

と言うことである。「仮のタイトル」は前述の①〜⑦そのものだ。そして、当然ながら各段落の内容はそのテーマに絞ったことしか書かない。

該当疾患についてしっかり勉強した真面目な著者なら勉強したことを全部書きたくなるし、過去の論文のコピペですまそうと考えてる手抜き著者なら類似した文献を丸ごと写したくなるのだが、どっちをやっても、ほとんどの場合、段落が長くなり過ぎて、何が言いたいのかわからなくなるのがオチだ。段落のタイトルに関係ないことは一切書かないってつもりの方がいい。当然ながら、各段落は短

くなる。１つの段落が20行も30行もあるようなら、テーマが絞り込めてないって証拠である。

第２に主張があること。

自分の言いたいことはきっちり書けってことだ。自分の主張を一切入れず、過去の論文のまとめを書く「総説」っていう分類の論文もあるが、それを書いていいのは、功成り名遂げた偉い大御所の先生方だ（そういう論文では大概、文末の文献一覧に、過去にご自身の書いた論文がずらりと並ぶ）。総説でない限り、症例報告といえども学術論文たるためには、何かひとつは過去の論文にはなかったことが必要である。

新しいことを見つけ、それを主張する

ただし「新しいこと」って言っても、そんなに大袈裟に身構える必要はない。

「過去の報告症例をまとめたら、本疾患Aの病因として多いのはBとCだったので、BとCの併存症例を見つけたら疾患Aを疑え」

「本症例は疾患A以外に併存症Dがあったので、これこれこういう工夫をしてAとDの治療を並行して完遂した」

「本症例は疾患Aの本邦報告の中で、最高齢だった」

ってくらいで構わない。ものには限度ってものはあるが、ある程度は我田引水、牽強付会になるのもありだと思う。とにかく、「過去の文献報告をまとめました－、結果は表を見てください」ってのは査読をしててもつまらない（しつこいけど、自ずと審査も厳しくなります）。

医学部に所属しているのは同じであっても、基礎系と臨床系では仕事の内容が大きく違う。基礎系

の研究では１回の成功の陰にあまたの失敗がある。病院という名称は同じであっても、特定機能病院と地域密着型病院では容認されるリスクが大きく違う。死亡リスクの高い先進的治療が許されるのは特定機能病院の方だ。臨床医という立場は同じであっても、一般的な疾患の臨床治療とまれな疾患の論文報告では取るべき態度が大きく違う。こういった背景の影響もあるのか、一般病院からの臨床系論文の考察には当たり障りのないことしか書いてないことが多いような気がする。臨床の世界では失敗をしないのを信条にしてもいいけど、学問の世界では失敗を恐れて

先達の踏襲ばかりしているのでは、何もしていないのと変わらない。

これは全くの余談ですけど、学会活動からすっかり手を引いた（ついでに後進の指導からも手を引いた）ベテランのドクターが、指導医資格の更新のときに学術業績がないことに気づいて、慌てて大学にいる後輩に

「お前の論文の共同著者に、俺の名前も入れといてくれ」

なんて押しつけてくるなんてケースも、実際何度か目にしている。近年、査読の厳しい学術誌では、共同著者全員がその論文作成にどう関わったかの申請が必要とされるようになってきており、将来的にはこの手の押しつけは不正行為として厳しくチェックされる世の中になっていくはずである。

そのうち、他人事じゃなくなる気もするけど……。

最後に、とーっても大事な注意。

投稿する前に、その論文をそれまで

一度も読んだことのない人に読んでもらう

こと。素人はダメですよ、できればその領域のプロに。

自分で読んでいると、何十回読んでいても見落とすミスってのが出てくる。というか、むしろ何十回も読むと、読んでるつもりが実際書いてある文字が頭に入ってこない。実は私はこういうアラを見つけるのが得意で、「ちょっとこの論文、投稿前に読んでみてくれ」ってしょっちゅう頼まれている。ところが、そういう自分自身、『なぜなん1』でも、出版された直後に「なんでこんなアホに気づかなかったんだー！」ってミスをひとつ見つけた（第7章にあります。第2刷で急いで直しました。あーかっこ悪い）。多分、見つけてないのが、まだまだいくつもあるんだろうなー、この本でも。

5-6

医師が取るべき資格：必要っていやー必要なんだけど……芸は身を滅ぼすこともある

日本で医師として仕事をするには、医師免許が必須である。それ以外に多くの医師が取得する資格といえば、医学博士号と、各学会・評議会が審査認定を行う認定医、専門医、指導医の類がある。

医師免許は……国試に文句は言えまい

医師免許は、医学部を卒業し医師国家試験に合格して得られるものである。出題内容は将来の専門領域に関係なく、医学全てであり、範囲は非常に広い。国家試験の内容については毎年のように批判が出ているが、ほとんどの批判が、それこそ重箱の隅をつつくような話だ。私も教員時代は「悔しいけど、国家試験ってやつはよくできてるよ」と学生には言っていた。採点にあたっても、正解率の低過ぎる問題は採点外になるなど、可能な限り実力を反映した合否判定になるような工夫もなされている。

何年か前、縁あって医師国家試験問題の「ブラッシュアップ委員会」なるものの委員に選ばれ、問題作成委員の先生方の作った問題を出題の基準に合わせて修正していくという作業に関わることがあった。休日を潰しての（もちろん代休なんてありません！）、丸2日カンヅメでの作業である。もちろん内容は機密であり、詳細をここに書くことはできないが、その作業の大半が奇問の削除や難問の改善であり、とにかく全ての委員の先生方が「真面目に勉強している学生が損することがないように」という思いでブラッシュアップ作業に取り組んでいたのは間違いない。まあ、問題の数が多くて作業が膨大だったのが委員にとっての負担といえば負担だったが、試験問題数は多い方が偶然に左右されにくく、実力が反映されやすいのもまた事実だ。

ついでながら、昔は医師国家試験と司法試験（今はもう制度が昔とは大きく変わってきてますけど）の合格率の違いから、「医師の試験は弁護士の試験より甘い」なんて批判してた人がときどきいたけど、そもそもの受験資格がその頃は全く違ってたんだから、的外れな批判以外の何物でもなかった。

医学博士は……統一資格じゃない

医学博士号はどうだろう？

世間では医師免許同様に、全国均一なレベルのものと考えられているんじゃないかと思うが、医学博士号っていうのはオリジナルの医学研究論文をそれぞれの大学院が審査し、大学院が授与する称号である。審査内容は専門的なものに限られ、内容は深く狭い。審査過程に国家は直接的には全く関与していない。ということは、大学の方針によって、あるいは同じ大学の同じ学科であっても、指導教官のやる気によって博士論文のレベルが全然違ってくるということでもある。

私が指導を受けた斎藤英昭先生は、やる気にしても指導力にしても強烈にアグレッシブな先生で、国際学会も英語論文もじゃんじゃん弟子に出させる方だった。論文の原稿を提出すると、いっつも2〜3日以内には真っ赤になって帰ってきた。でもその赤ペンが全部、「ここはダメ」じゃなく、「ここはこう直せ」で、めちゃめちゃ具体的だった。結果、私の博士論文は国際学会機関誌に掲載された英語論文4本の総まとめであり、まあ厳しくない担当教官だったら博士号が4つ取れてるよって今では思っている（すみません、結局、自慢になってました）。そう言えば昔、一世を風靡したホイチョイ・プロダクションズが出した本で、どうやって（主に女性に対して）見栄を張るかって内容の本に、「同じスキー1級って言っても、浦佐スキー場で取ったって言うと、張れる見栄のレベルが違う」なんてのがあったっけ（えっ、なんでそんな本のことを知ってるのかって？ 言えるわけないでしょ！）。あっ、念のために付け加えますけど、浦佐スキー場じゃない大学院の研究の内容そのものが間違ってるなんて言うつもりは全くありませんよ。論文の本数など、医学博士号の審査基準が違うだけで、ちゃんとした研究をして論文を書いて、公の学術誌に掲載されなければならないことには変わりはありませんので。それにもちろん、当時から自分の学校よりさらに厳しい審査基準を設けていた大学院もたくさんありました。

医学博士号のニーズは専門医制度の普及によって形骸化するんじゃないかなんて説もあるが、医学博士号取得の研究対象も昔に比べて臨床的内容がはるかに増えてきており、それこそ、後述の専門医資格取得に関与するものになってきている。専門医を目指すから博士号は取れませんなんて、○か×

かしかないっていうデジタル的発想じゃ自分の可能性を自ら狭めているだけだ。

博士号と専門医は二者択一するものじゃない

し、博士号の価値が言われているほど減ることはないんじゃないか、というのが今のところの私の考えだ。

専門医資格は……価値はピンキリ

専門医はどうだろう。

専門医は、各学会あるいは複数の学会が集まってできた評議会に申請し、規定の基準を満たしたと認められたときに学会・評議会から認定されるものである。審査方法はそれぞれの学会が独自に決めており、内科系の学会なら知識を問う試験が審査の中心になるだろうし、外科系なら手技経験の多寡が決め手になるのも妥当な話だ。認定基準が学会によってまちまちであることなどの問題指摘もあり、専門医審査制度自体を第三者が審査するなんてややこしいことも始まっている。それぞれの「専門医」のレベルを合わせようという理念が間違っているとは言わないが、そもそも、学会の規模や性格によって専門医の審査内容や資格の意義が違っているのは当たり前であり、一筋縄ではいかないというのが実情のようだ。

専門医資格の意義はと言うと、内科学会、外科学会などの

基幹学会専門医は事実上、専門分野医師免許

みたいなものであり、就職の際に有利な条件として重視されるのも当然だろう。基幹学会よりさらに

専門分野の学会が出している一見マイナーな資格でも、なかにはチーム医療のリーダーとなるために必要な専門医資格なんてものもある。こうなってくると、病院が地域行政の指導に応えるためや、保険の加算を取るために（有り体に言えば「儲ける」ために）、医師個人の資格を利用することにもなる。医師が余って就職難なんて世の中になったら、こういうのが就職転職に役立つこともあるかもしれない。下世話な話だが、病院が保険点数制度上の「加算」という名の収入を得るために必要な専門医資格はどれとどれなのか、なんてものを調べておくのも失業しないためのひとつの手だろう。ちなみに、これは医師の話じゃないけど、看護師さんには「ＮＳＴ（nutrition support team）専門療法士」の資格は取っといて損はないよといつも勧めている。

しかし少なくとも現状では、マイナーな学会の資格は、なんのために取ったんだかわからない、ほとんど趣味の領域みたいなものも多いんじゃなかろうか。もちろん、将来的に大きな価値を持つようになるものもあるかもしれないけど。専門医制度が増えるごとに、審査委員を務めさせられる偉い先生方にとっては「また余分な仕事が増える」、専門医を目指す若手にとっては「また余分な出費が増える（だいたい受験に１万円、証明書発行に１～２万円、５年おきの更新にまた１～２万円かかる）」ってのが、今のところの本音じゃなかろうか。

専門医資格で余分な仕事が増える？？

私は外科医であるが、現在の職場について早々に「infection control team（ICT）leader」「感染制御室長」なる肩書きがついた。室長っていっても別に部屋があるわけじゃないし、そもそも給料が増えるわけでもない。業務内容は、結核患者が来院したときの手配とか、針刺し事故後の肝炎発生のフォローとかである。結核なんて全然覚えちゃいない。前任の内科の先生が詳細なマニュアルを作ってくれたおかげでなんとか事故らずにすんでいるのだが、さもなきゃ手も足も出なかったはずだ。どう考えても、感染症内科とか、せめて呼吸器内科の医師の方がふさわしいのは間違いない。じゃ、なんで自分が指名されたのかっていうと、infection control doctor（ＩＣＤ）制度協議会認定のＩＣＤ資格を持っているというのが、最大の（そしておそらく唯一の）理由であろう。おそらく、病院幹部としても「外科医にICT leaderが務まるかは不安だが、対外的には資格を持ってるやつを神輿に乗せねばいけないってことになってる」って理由で、やむなく自分を指名したってところだろう。ＩＣＤは日本外科感染症学会で術後感染治療の活動が多かった縁で取ったのだが、今のところこの資格の意義は「また余分な仕事が増えた」ってだけだ。もちろん、感染症専門の内科の先生にとっては、多いに役立つ資格なんでしょうけど。

っと、この節、ここまでは２０１９年に書いた。その後に勃発したのが２０２０年以降のCOVID-19の世界的大流行である。勤務先は東京の真ん中。人も多く患者も多いが、病院も多い。それなりに役割分担ができる。ウチは東京都感染症指定病院じゃないので、はじめっから患者が押しかけてきたってわけじゃないけど、患者増加に伴って都より入院受け入れ依頼を受けた。実はうちの病院は5年ほど前に経営母体が変わったのだが、新型インフルエンザが流行りかけたときに、かつての経営者が受け入れを了承していたってことで、受け入れ要請対象になったんだそうだ。「そんな昔のこと言われても……」ってのが多くの職員の本音だが、東京都としても病床確保に必死だったってことは間違いないし、医療機関として逃げるわけにはいかない……ってことで、中等症患者を引き受けることとなったのだが……。恒常的マンパワー不足はあるし、建物も古く、空調の完全分離なんて不可能。どういう患者をどこで受け入れるのが可能なのかも不透明。当然、職員の中にも反対はある。どういった患者を受け入れるべきかの意見もバラバラ。

それをまとめる役が回ってきた。「自分、外科なんですけどー」なんて思いつつも、感染制御室長なる立場上逃げるわけにはいかない。

換気の一番下流になっているはずの病棟を開けて、個室は確保、陰圧システムなんかないので窓に台所用換気扇をつける。廊下に仕切りなんかないので、倉庫からアコーディオンカーテンを持ってきて仮仕切りを作る。選任スタッフは立候補と言うことになっちゃいるけど、事実上看護部長の指令だ。災害派遣医療チーム（DMAT）のプロに来てもらって、ハードのチェックと個人用防護具（PPE）の講習を受ける。細かい規約や行政への届け出は……関連学会が急いで出し始めたガイドラインもどき（当時は本当に「もどき」だったけど、これが役に立った！）に則った受け入れ基準を参考にしたが、事実上ほぼ全ての書式は、現場の内科・小児科の先生方や事務の方々に作っていただいた。矢面に立たされる看護部をはじめ、放射線部、薬剤部、栄養部などの方々、行政や物品業者との交渉にあたる事務方の力は本当に大きい。

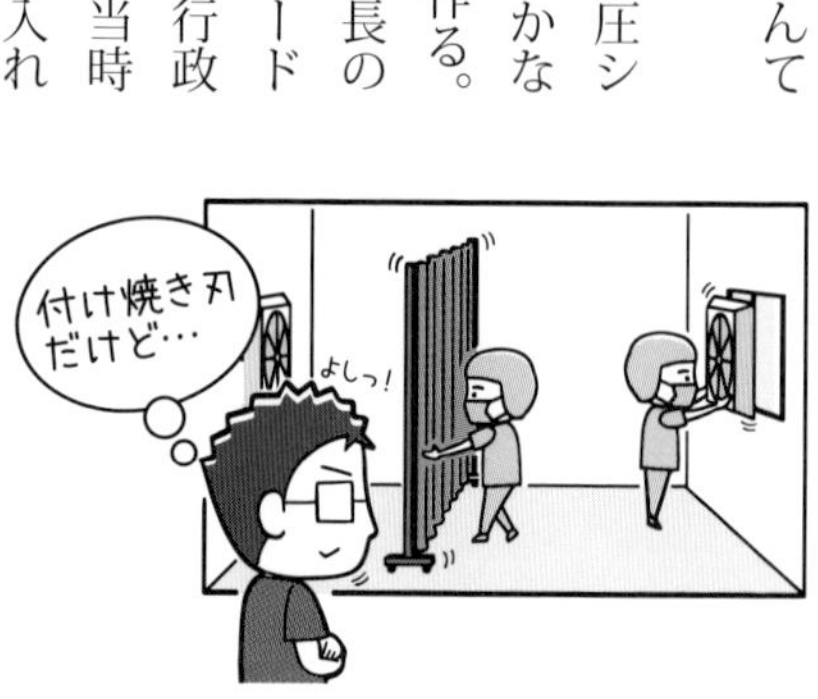

私はいろんな意見の食い違いの妥協案を模索し続けただけだったような気もするが、COVID-19対応なんて院内の全員が初めての経験だ。食い違いの出たときは組織の中では、

肩書きのあるやつが責任を持って決断

しないと仕事が前に進まない。こういうことは医療に限らず、どんな職業でもあるんでしょうね。

「写真部にいたってことが仲間にバレると、いろんなイベントのたびに記録写真係を押しつけられる。こういうのを『芸は身を滅ぼす』って言うんだ」

学生時代の写真部の友人K君がぼやいていたのを、感染制御室長に指名されたときにふと思い出した。確かに余分な仕事が増える場合もあるけど、誰かがやらなきゃいけない仕事だ。これが「専門医資格」ってものの役割なのかもしれない。

total nutrition therapy（TNT）資格を持ってることも病院幹部にバレた。2020年から栄養委員会にも引きずり込まれている……。

? 5-7 いろんな会議を任されてくる：委員会室で事件が起きてるんだ！

会議が多いのは何処も同じ

委員会の話が出たついでに。

ある程度歳をとってくると、出なきゃならない会議が増えてくる。病院に限った話ではないかもしれないが、○○委員会、××会議の多さにうんざりしている中間管理職の方は日本全国数え切れないくらいいるだろう。もちろん、私を含めての話である。病院の場合は、行政の指導や病院機能評価のために定時開催せねばならないと決められている委員会が多いのが面倒臭い。大学病院時代は、外勤日と委員会日の重なっている教授の代行出席なんぞもやっていたこともあり、同じ感染症発生状況報告を別々の委員会で月に3回聞かねばならないなんて状況だった。

今の病院では、委員会でも「長」なんぞのつく立場になることが多くなった。感染制御室長はICDの肩書を持ってるから仕方ないことだが、それ以外でも、なぜか輸血療法委員会とか、クリニカルパス委員会なんてものの委員長もお鉢がまわってきた。まあ、人員が少ないので委員長自体輪番制みたいになっており、断るわけにもいかない。

そのうち、輸血療法委員会の方は、毎月の血液製剤使用量の集計を作ること（で、「だからどーしろって言うんだ」と内心思うこと）と、日本赤十字社法施行規則ってやつが改正されるたびにそれに則って院内マニュアルを定時改訂することくらいしかできることはないので、淡々とこなすしかなかった。検査部門の輸血担当の技師さんが、そういう細かいことをきちんとこなす優秀な人物だったのが非常に助かった。

どうせやるなら面白い会議にしたい

問題はクリニカルパス委員会の方だ。委員長になれと言われ、過去の議事録なんぞを受け継いで一応パラパラと見てはいた。10年くらい前、クリニカルパスなんて言葉が真新しかった時代は、それなりに新しいパス作成の報告も記載されていた。それが次第に、どのパスが何例使われましたという数値記録しか書かれない議事録になり、電子カルテになって以降、議事録自体ほとんど存在しないに等しい状況になっていた。そんなわけで、実際に委員会に出てみても……案の定、自分を含めてほぼ全ての委員が「クリパス委員会って何すればいいの?」って状態。「パスの使用を促進していきましょう、シャンシャン」で終わり。

委員会なんてさっさと終わらせて通常の仕事に戻った方が、各委員の業務負担は減るし、自分も基本的には委員会なんぞやりたくはないのだが……。さすがにこのときは、「これじゃつまらん」という余分な意識がムラムラと出てきてしまった。

この委員会に限らず、小規模の委員会の開催場所は医局の隣の小会議室が通例である。そこにあるのはテーブル、椅子、プロジェクターとスクリーン。電子カルテ端末はない。はて? この環境で電子カルテのクリニカルパスをどう議論しろって言うんだろう？

その日の会議は早々に切り上げ，委員長の強権を発動し，次回の会議は電子カルテのある現場で行うこととした。じゃどこでやるかっていうと，外科医である自分がある程度勝手に使える所は，診療時間終了後の外科外来しかない。仕方がないので，外科外来にその辺の椅子を集め，椅子に座りきれない委員は診察用のベッドに座ってもらった。外来の看護師さんやクラークさんは「なんじゃこいつらは？」って顔してたし，狭っ苦しいことこの上なかったが，とにかく電子カルテ上のパス作成画面を実際に見ながら，実際に新しいパスを作ってみましょうということにした。

電子カルテのいいところはコピペとかオーバーライトとかが簡単にできることだ。患者個人のカルテの場合はオーバーライトをすると「第2版」といった証拠が残るが，それにしても，紙カルテよりはるかに楽に修正ができる。つまり，紙の時代だったら「下書き」と「清書」をきっちり分けねばならなかったが，今はそんな時代じゃなくなって，いきなり「清書」用紙に書いても，後からいくらでも書き換えることができるってこと。そんなわけで，いきなり現物のパスを作ってみようということを提案した。正直な話，電子カルテのパス作成は私自身初めてであり，作成画面を見てもどうしたらいいのかよくわからん状態だったのだが……。もがいていると，皆さん予想以上に意見を言ってくれる。というか，皆さん意外に電子カルテのパス作成のコツや欠点をよく知っていた。食事箋はパスに入れられるけれど，実際には患者さんが入院してからじゃないとシステム上エラーが出るなんて電子カルテの欠点を管理栄養士さんに教えて貰ったりもした。

そんなこんなで，とりあえずひとつパスができた。じゃ，実際に使ってみよう。委員会で

決めたことは即時現場で実践

しなきゃ意味がない。事件は会議室で起きてるんだ。病棟の看護師さんには「これは試作品なので、不具合があったら教えて」と伝え、次の症例で実際に試用。「○○の指示がありません」「点滴の時間が合ってません」などなど、予想通りの多数の問題を指摘されたが……独力で直せたのは半分くらい。あとは委員会に持って帰り、また外科外来で電子カルテ画面を使って現物を見て、ワイワイガヤガヤやりながら、皆で直す。これを2～3回繰り返して、やっと問題のないパスになった。でもこれも「清書」（完成品）とは呼ぶまい。何か問題が出たらまた直すつもりなのだから。

そんなこんなで、1年間の委員長時代にパスを10個以上完成させ、現在も運用している。通常の「委員会」活動とはまるで違った活動だった。こんなことができたのは、クリニカルパス委員会だからこそなのも確かだろう。各委員の方々を振り回したのも事実だ。でも、こんな面白い委員会はなかった。

委員会は典型的だが、医師は立場上いろんな組織でメディカルスタッフのリーダーという立場にならざるを得ないことが多い。どうせなるなら

自分で考えて建設的なことをやる方が面白い。

栄養委員会でも「実際の患者の栄養状態見なきゃダメでしょ」と言って、電子カルテのある部屋（リハビリ室の隅にあった！）に議場を変えてもらって引っ掻き回している。肩書はただのヒラ委員なんだけど、「強権」発動している。こんなん言ったもん勝ちだ。

第6章 臨床現場雑談：医師の患者体験の方

医師とて人間だ。病気は対等にやってくる。私も小さな病気はいくつか体験してきた。ただ、生半可な知識とプライドがあるがゆえに、

医師が患者になると、担当医としては扱いにくい

ことこの上ないのも多くの場合事実だ。私自身何度もそう思われてた可能性は高い。

ここでは医師になってからの自身の患者体験を、思い出すままに（恥を忍んで）書いてみます。理論もへったくれもないし、人様のお役に立てる教訓話にゃならんと思いますので、軽～い雑談として読み飛ばしてください。

6-1

痛くない尿管結石

30代後半だったと思う。

健診で尿潜血が陽性になった。でも症状はない。むしろ、これってヤバい病気なんじゃない？自分で点滴注入腎盂造影（ＤＩＰ）とエコーを予約して、レポートができた頃に泌尿器科を受診することにした。そんな検査予約をこっそりしてたら、泌尿器科の師長さんにバレた。「先生、膀胱がんで入

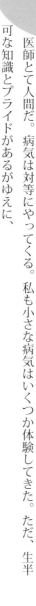

院したら、全部私が面倒みるからね」と。冗談半分だと思ったが、師長さん顔が笑っていない。マジ、膀胱がんじゃねーかって気がしてきた。

検査当日。DIPは自分で見たが、正直よくわからん。まあ、水腎症はなさそうだ。エコーは検査技師さんにやってもらった。腹部は女性の技師さんだったが、陰部になったら男性に交代。そりゃ確かに若い女性の技師さんに男の陰部のエコーなんてやらせるべきじゃないし、やられる方も困っちゃうけど……。はじめっから男性がやった方が早くね?なんてことも考えながら自分でも見ていたんだが……腎盂に明確にhigh echoicな塊がある……。

泌尿器科の先生の診断もズバリ腎結石。結石を悪化させないための薬をもらい、「石はそのうち落ちてくるかもしれませんよ」と、笑顔でご説明をいただく。石は年単位の時間をかけてできたものだろうし、ずっと無症状だったんだから、そうそう変化は起きないだろうって思っていた。

ところが……ピタリ1週間後、背部にむずがゆいような違和感、うわー動き出したよ。こりゃ痛くなるぞって覚悟を決めたんだが、幸い全く痛みはない。泌尿器科の教科書に、

「痛くない尿管結石もある。」

って書いたろかなんて考えも頭をよぎったくらい。

理屈で考えりゃありうることだ。石自体が痛いわけじゃない。痛いのは石で尿管が閉塞して、上流が突っ張るから。痛みがなかったのは尿管の閉塞には至らず、石の脇を尿が流れてたってことだろう。「尿管結石=激痛」と機械的に覚えていただけで、

メカニズムを考えてないことが身をもって分かった。

嘘みたいな話だが、尿管内を石が動いているのもわかった。今ここにある、あっ少し下がったなん

て実況ができそうだ。あっ、尿管抜けたってのもわかったんだが……その後、猛烈な残尿感が……。さっきトイレに行ったばっかりだから、尿なんか溜まってないってのはわかるんだが、とにかく排尿後10分も経たないうちにトイレに行きたくなる。前立腺肥大の高齢患者さんの気持ちがよくわかる。昼は気が紛れるからいいんだが、夜、全然眠れない。尿を勢いよく出さないと石も出ないってわかってるから、なるべく尿を溜めねばとは思うのだが、我慢ができずに30分おきにトイレに行く状態。

これが2日続き、翌々日。なんとか尿を溜められるようになって、夜自宅で排尿してたら突然尿が止まった。あっ、出始めた、止まった、また出た……時間はわずか数秒だが、石が尿道を通ったのが明確にわかった。掃除用ゴム手袋をはめてトイレの底を探る。あったー。細かい結晶の集まった6 mm大の結石。こりゃシュウ酸カルシウムだろう。写真を撮って、現物は保存。2日ぶりにぐっすり眠れた。

後日、泌尿器科の先生に報告、まだ遺残結石はあるかも知れませんよと脅かされたが、幸いその後20年強、尿潜血も結石も指摘されたことはない。

強烈な痛みがなかったんだから、ありがたいと思わなくっちゃね。

6-2

外痔核切開：かっこなんかつけてらんねー、笑わば笑え

ある火曜日の夜。いつものように松戸の病院で当直をしていたとき。当直前からなんとなく尻に違和感はあったけど、夜になって段々と痛みが強くなってきた。真っ直ぐに座っていると特に痛みが強い。この症状は多分……トイレに行って自分で触診。肛門のすぐ脇に明らかに指先大の塊がある。境界明瞭、圧痛著明。視診できるところじゃないので、指先の感覚だけが頼りだが、肛門内から出てき

てるものじゃなさそうだ。

　自己診断。血栓性外痔核。

　昔の痔の薬のテレビコマーシャルで、タレントが座布団10枚の上に座って、なお痛がっているってのがあったけど、そのシーンがふわふわと頭に浮かんだ。とにかく痛いものは痛い。看護師さんに頼んでボルタレン®坐薬を分けてもらう。なんで経口薬にしなかったんだって？「尻が痛い＝坐薬」って無意識に考えてただけだと思う。論理的思考も何もあったもんじゃない。ひょっとしたら、

痛みとか身体的負担は理論の考え方を狂わせる

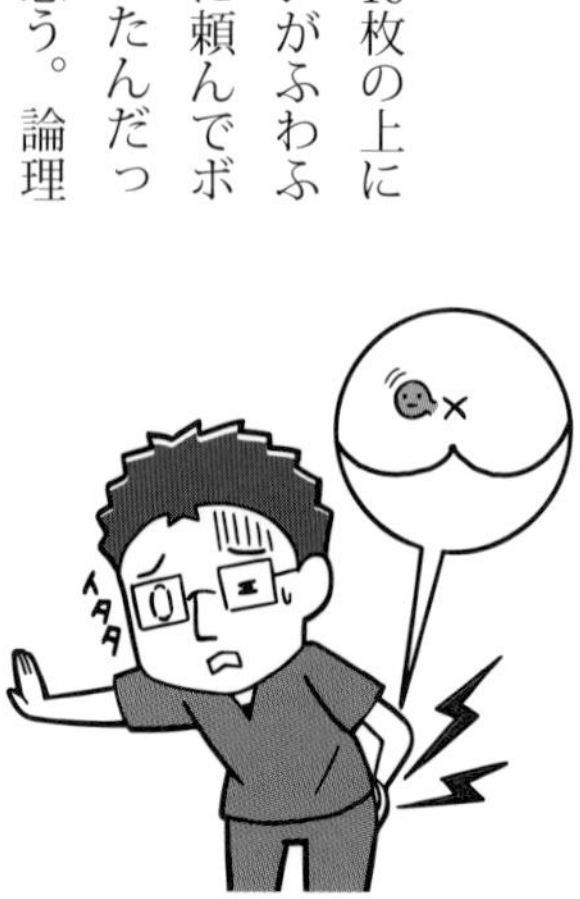

のかもしれない。せめてポステリザン®にしといた方がよかったかも。ボルタレン®は自分で挿入できたんだが、あとで思えばこのときはまだ余裕があったってことだろう。坐薬を入れたときに確認したけど、やっぱり引っ込んでない。内痔核じゃないことは、ほぼ間違いなさそうだ。坐薬を入れてもやっぱり痛い。炎症性の痛みじゃないから、ボルタレン®にあんまり期待はしてなかったんだが、少しくらいは効いてくれー。幸い当直は忙しくはなかったが、悶々と眠れない一夜を過ごす。
　翌朝。別の病院に行くために車に乗る。痛みは昨日より強くなってて、真っ直ぐには座れない。座ってなくても、疝痛ではないが、やり場のない鈍い痛みが常時続くし、この状態じゃ坐薬入れるのも無理だったろう。尻を右にしたり左にしたりしながら何とか運転。30分で走れる距離がやたらに長く感じた。子供ができたときに、それまで乗っていた2ドアのマニュアル車から、4ドアのオートマチック車に買い替えたんだが、このときほど左足を使わないオートマチックが有難かったことはない。

外勤病院に到着。幸いここの外科部長の久保田芳朗先生は、研修医時代からお世話になってた。仕事を頼みやすい気さくな方だし、大腸肛門のベテランだ。

「先生、朝っぱらからすみません。多分、血栓性外痔核です。切開してください……」

「えー。わかった。すぐやろう！」素早い。外科医はこうあるべし……。

外科外来は始業前だったが、スタッフは揃っていた。受診とか会計とかの手続きは皆さんが代行してくれた。言われるがままに横になり、いつも一緒に仕事をしている看護師さんに尻を出される。局所麻酔注射、切開、血栓の掻き出し。あっという間に終了。麻酔の効果もあるのは確かだが、だいぶ楽になった。看護師さんが異口同音に「先生、大変だったねー」と言ってくれるのだが、みんな目が笑っていた。そりゃそうだろうな、しばらくは院内の笑い話としてどーぞ使ってください。助けていただいたんですから文句は申しません。

当日の仕事は普通にこなした。翌日以降、創部は自宅で処置。予想通りシャワートイレがやたらに痛かったが、感染などの問題なく治った。

幸い、こいつも今のところ再発はしていない。

6-3 大腸内視鏡：下剤と禁食に疑問は残るけど、それどころじゃない

健診で今度は便潜血が陽性になった。

痔核か裂肛かなと思ったが、異常が出たからにはＣＦ（大腸内視鏡）だ。内視鏡的逆行性胆管膵管造影（ＥＲＣＰ）と並んで受けたくない内視鏡の双璧だけど仕方ない。

内視鏡室のベテラン看護師さん（こういう人が実情を一番知ってる）に聞いて，「患者さんが痛がってない」先生を予約する．前投薬の処方は，外来のベテランクラークさん（こういう人が手続きを一番知ってる）に聞いてオーダーする．

ずいぶん前に注腸造影検査を受けたことがあったけど，前日の夕食がコーンスープ1杯なのは昔と同じだなー．あれ？コーンの皮って，食物繊維多くないか？胃切除後の患者さん，今朝の食事で豆の皮を剥がしてたぞー．肉塊は無理でも，肉のスープの方がよくね？栄養学の本で，東洋では病人に米のスープ（重湯）だけど，西洋では肉のスープ（broth って名前がある）って読んだぞ．

昔は水薬の下剤は前日夜服用だったけど，今は当日午前だ．消化器病専門医試験のときに勉強したっけ．これが助かる．なにせ，昔受けた注腸のときは，便意で目が覚めたのが午前2時．水様便が延々と出続け，トイレから出たのが朝4時だった．あのときは，トイレの壁に額を当てて眠りながら排便してたっけ．

検査当日．デスクにマグコロール®を置いて，仕事中にチョビチョビ飲む．同僚が，「コーヒーじゃあるまいし」って爆笑してた．美味くはないが飲めないこともない．でも2L飲むには1時間半かかった．高齢者に全部飲めって無理だろう．検査前に4回排便．ベテランクラーク嬢が，「便回数が少ないけど，本当～に全部飲みました？」と言ってたが，便は完全に液体になっていた．

さて本番．内心ビクビクだが，明るく「お願いしま～す」と言って検査開始．モニターを見る限り順調に入っているようだが，横行結腸に特徴的なおにぎり型の内腔が見えてこない．で，「えっ，ここで？」ってところで scope を引き戻される．S状結腸で pull 法によるスプリンティング（scope を引いて弯曲を直線にする）をしてるのはわかるし，pull 法は push 法（弯曲させたまま scope を押し進める）より痛くないのも知ってるけど，入れちゃ出しを繰り返されてると，「まだ～？」って気になってくる。ときどき腹痛があるし、「オピオイド使ってもらうんだった」と思っているうちに、「盲腸に到達しました」と。

「まだ抜きにかかってないの～」って落胆と、「push は終わった～」って安堵が半々。その先は、画面を見る余裕ができたけど……。ん？なんか赤いところが……。

「ポリープですね。切除していいですか？」

文句言える立場じゃないし、CF なんて1回で済ましてほしい。

「お願いします～」

蚊の鳴くような声ってのは、こういうのを言うんだろう。

その場で内視鏡的粘膜切除術（EMR）。これが出血源かは微妙だが、CF 受けてよかった。でもポリープってことは、定期的に CF か～……。

ヘロヘロになって終了。普段一緒に働いてる看護師さんに尻を拭かれたときも、全く抵抗できず。

「病理は自分で見られますね。これ EMR 後の注意書き」。言われるがままに受け取って退散。外科に戻ってきた。件のベテランクラーク嬢が待ってましたと聞いてくる。

「せんせー、お疲れー。どうだった？」

「ポリープ2個。その場で EMR」

「えーっ。受けてよかったじゃん」

「まあね。ただ、食事制限続行になっちゃったよ」

「そっか、EMR 受けたもんね」

「『繊維の多いもの、刺激物、乳製品、油の多いもの、アルコールは5日間控えてください』、ん？乳製品ってなんでダメなんだ？繊維は少ないけど。」

「あっ、それ先祖代々なんです」
「……」
「たまに乳製品で下痢する人がいるからかなー。もとの理由はわかんないけど、昔から続いてんですよ。誰も変えないんです。先生変える？」
「面倒くさいからいい」
「だよね」

病院の注意書きには、こういうのがときどきある。念のためとか、そういう体質の人がいるといった理由が多いが、なかには「今時これ？？」ってのもある。

ただ、改訂が面倒。いや、改訂文作成は簡単ですよ。問題は、それに偉い人達のハンコを集めること。「安全性を示す文献を出せ」なんて話が出てくる。

じゃあ、乳製品は危険だってエビデンスを出してる文献あんのかい、なーんて言いそうな自分のキャラは知ってるんで、「面倒くさいからいい」ってことにする。いや、本当に乳製品ダメって真面目な理由あるのかもしれないけど……。

さっき書いた重湯とbrothの違いなんか典型的だが、

病院食には理論よりも文化、経験の影響が強く、

昔の方法が延々と続く。例えば日本では、病人は粥ってのが習慣だが、よく噛めば米飯も粥も一緒だ。消耗性疾患で噛む気力もない人には粥がいいが、

し、逆に健常者が日常的に粥を食べてたっていい（国際学会で泊まった香港のホテルで食べた朝粥は美味かったですよ）。

早期経口摂取再開を含むＥＲＡＳ（enhanced recovery after surgery）の考えが普及してだいぶ変わったが、術後食はまだまだ理論的に見直す点がある。

牛乳は３日後には飲んだ。

足の怪我の人に粥を出す論理的根拠はない

6-4

足の裏の自己注射は難しい、いや技術的にじゃなくて精神的に……

足の裏に棘が刺さった。

結構深い。自宅にあったカッターの先で掻き出そうとしてみたが、うーん届かない。病院で麻酔かけて取らなきゃ駄目だ。でもこんなことで勤め先の病院を正規に受診して、同僚の外科医の手を煩わせるってもんでもない。というか、この程度自分でなんとかしなきゃ外科医の沽券に関わる。メスで切開して、刃先で掻き出せそうだ。切開跡も縫合するほどにはならんだろう。

そんなわけで、翌日の昼休みの時間に外科外来の棚をゴソゴソやって、メス、注射器、局所麻酔薬を用意する。手袋は非滅菌のディスポ手袋で十分だ。道具をトレイに用意し、診察台の上で片足だけ座禅みたいな姿勢をとる。棘が見えなくなりそうなので、色のついたポビドンヨードは止めて、透明なヒビテン®アルコールで消毒。うん、よく見えてる。次に局所麻酔を手に取る。針は思いっきり細い26Ｇだ。昔、ラットの麻酔で使ったので、自分はこれを「ネズミ針」と呼んでいる。足の裏とか、足趾の先の麻酔には、23Gよりこっちの方がいい。

で、普通に注射をしようとしたのだが……。あれ?おかしいな?手が止まる。注射器を持った右手を足の裏に向けて進めるのだが、あと1㎝くらいで針先が刺さるってところで、毎回手が動かなくなる。おいおい、オレってこんなに小心者だっけ?26G針なんて、そんなに痛くないって!頭の中で描いている理想の自分を見て、現実の自分があざ笑っているような、まるで自分が二人いるような妙な感覚がしばらく続いた。

ええい、こんなんでどうする!前者の自分を鼓舞して(大袈裟じゃなく、本当にこんな感覚でしたよ)、えいっと針を刺す。それほど痛くないじゃないか。

で、注入しようとしたのだが……。また手が止まる。局所麻酔が入り始めたときが一番痛いってことを知ってるがゆえに、やる前から痛いような気がしてくる。うーん、この感覚は記憶がある。そうだ、遊園地で「バイキング」に乗ったときの感覚だ。コースに変化があるローラーコースターと違って、バイキングは次に何が起こるかわかっているがゆえに、海賊船が頂点に上がって止まった瞬間(もちろんそのとき、擬似無重力が始まるってこともあるが)、まだ落ちてないのに、キン……精巣挙筋が縮み上がるような恐怖感が出てくる。それとそっくりだ。やれやれ、足の裏の棘ひとつ取るだけで、余分なことが頭の中を巡ってきた。ええい、余分なこと考えるな!ってんで麻酔を入れる。これも大して痛くない……。

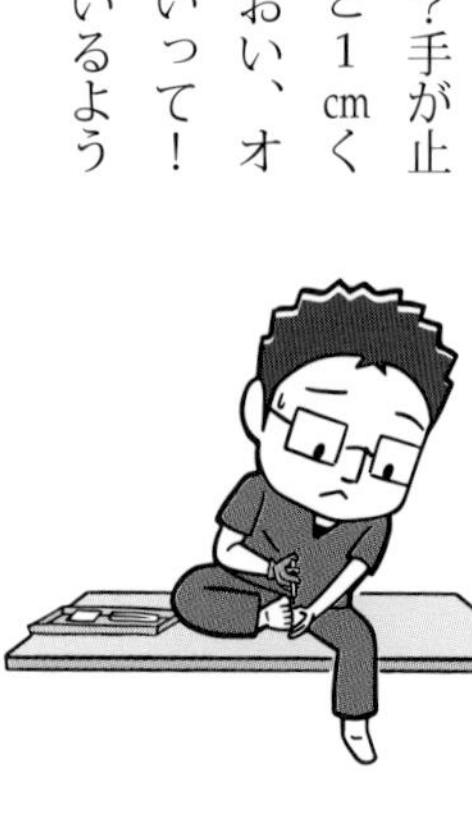

メスで切開。ほんの2～3分で棘は取れたし、出血も全然ない。もちろん縫合なんかいらない。
なんだったんだ、さっきの感覚は。自己防衛本能とでもいうのか。わけのわからない感覚だった。
私は先端恐怖症とか高所恐怖症とかではない。高所から下を見るのは平気だ。でも、高いところに立って「上」を見る（つまり足元が見えなくなる）と背中がむずむずするような「恐怖感」が出る。やはり人並みに防御本能はあるようだ。

本能に理論で打ち勝つのは難しい。

本能が悪いわけじゃないですよ。高層マンションが増えて、いわゆる「高所平気症」のような防御本能の欠如した子供が増えてることが社会問題になってますし。

同級生で、喘息持ち（なのに喫煙者）の友人がいる。いつも薬を持ち歩いていて、発作時には屋外にいても、自分で静脈注射していたそうだ。路上でそんなことやったら怪しまれるし、そもそも禁煙しろよ、なんて昔は言っていたんだが、今となっては凄いなーと思い直している。その友人は今、某大学乳腺外科教授だ。

本能を克服して毎日インスリンの自己注射をしている1型糖尿病の子供って、本当に偉いと思いますよ。

？ 6-5

手術を受けた

「両側下顎枝切離再建術」なるものを受けた。説明しようとすると、口腔外科の先生でもない限り、医師でも「何それ？」ってなるのがほとんどの馴染みのない手術だ。そんなわけで、前置きの説明が長くなるが勘弁してほしい。

私は永久歯が生え始めた頃から歯並びが悪かった。矯正も考えていたそうだが、受験勉強もあり後回しにし続けて大人になってしまった。結婚のときの写真でも嫁さんは笑顔だが、自分は歯が気になって中途半端な顔なのが残念だ。

これも何かの御縁だが、義父は歯科医（長年の学校歯科検診活動が評価され、勲四等をいただいたほどの真面目な先生）であり、結婚後ずっと歯を診てもらっていた。50歳も過ぎた日、義理の妹と弟（それぞれ独立して立派な院長になっている）に「歯列を治さないと、将来入れ歯が作れない」と言われ、大学病院を紹介受診。測定の結果、下顎が突出し過ぎており（下顎前突症なんて病名がついた）、矯正自体が困難と判明、「下顎を切って縮めましょう」となったというわけだ。

えーらいことになったってのが本音だが、普段人の体を切ってる方だから、逃げるわけにはいかんというわけで、「お願いします」と即答した。後で聞いたら、そのとき義妹は「よく受ける気になったねー」と言っていたとのこと（そこに依頼したの誰だ～）。術前の仮矯正（歯列は整え、通常と逆に下顎の歯が前にある状態にする）に2年かかった。

3年目の秋、いよいよ手術。前日に入院、3人部屋の真ん中のベッドだが、幸い両側の患者さんはいびきも歯軋りもない方だった。手術準備もいつも自分で指示していることと変わらない。家族には仕事と学業を続けてくれと言ったので、準備は1人でやるが大したことはない。定刻に手術室入室、額の麻酔センサーが意外に痛いと思ったくらいで、あっという間に意識がなくなった。

で、目が覚めたのはストレッチャーに乗って帰室してるときだった。麻酔覚醒を確認して手術室を出たはずだが、その記憶はない。何はともあれ、ストレッチャーに揺られながら顎を噛み締めて、下顎歯が上顎歯の後方に移動しているのを確認できたので一安心。自室に戻ったが体に力は入らず、移動も着替えも看護師さんにされるがまま。内心恐れてたんだが、尿道カテーテルに意外に違和感はない。大丈夫と思った矢先、咽頭に液体が溢れてきた。「うっ、窒息する」急いでベッドアップしてもらい口腔吸引。そうか、オープン＝ドレーンが口腔内に開口してるんだ。看護師さんがステーションに戻った後に同じ事態になったら、ナースコール鳴らしても間に合わないぞ、すぐ吸引できるようにしないと。後から考えれば、排液は自分の血液体液なんだから飲んでも構わないんだが、頭がそこまで回らない。

「すみません、その吸引チューブ、ベッドテーブルに貼りつけといてください」

ベッドアップをそのままにしてもらい、吸引管を手の届くところにテープで貼ってもらう。看護師さんの目の前で、自分で口腔と鼻腔の吸引をやってみせる。看護師さんも「あー、こいつ外科医だった。自分でできるな」って思ったんだろう、ベッドからは手の届かない吸引のメインスイッチを入れたままにしといてくれて、ステーションに戻っていった。その夜は、頻回な自己吸引で眠れなかったが、チューブが手元にあるので不安はなかった。

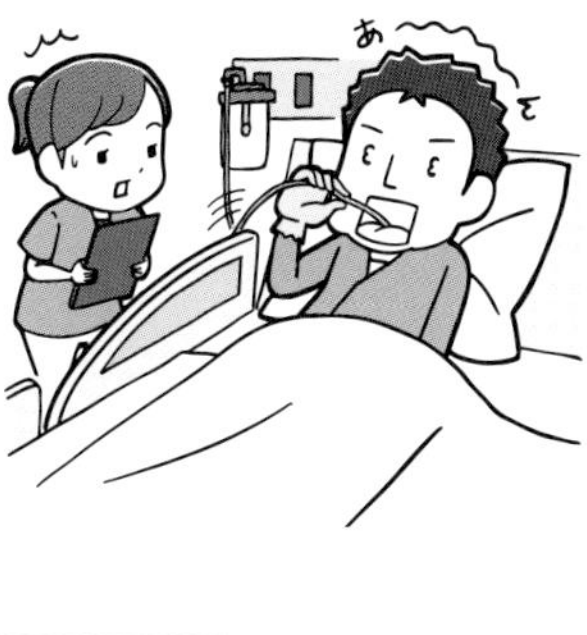

翌朝、尿道バルーン抜去。抜くときの痛みは大したことはなかったが、自尿が出るときに尿道に焼けるような感覚。石のときとおんなじで尿がどこまできてるかよーくわかった。尿路の感覚神経は敏感だ。肝心の顎は、うっかり口を2㎝くらい開けると痛みが走るが、動かさなければ痛くない。顎先に触れてみたが、知覚鈍麻もない。神経もきっちり温存していただいたようだ。その日は38℃の発熱があったが、自分では熱感なし。そんなわけで、術後第1病日は大過なく過ぎた。

口腔内オープン＝ドレーンって感染しやすくない？なんて心配もしたが、比較的速やかに飲水再開、点滴終了。考えてみれば、クローズド＝ドレーンだったら口からチューブが出っぱなしっていう鬱陶しい状態になってたはずなので、オープン＝ドレーンですんだのはありがたいことだ。

1日1回の診察以外は基本的にフリー。体がなまると思ったので、術後3日目には病棟談話室で腕立て腹筋を開始。「変な患者」だったと思うが、術後早期回復プログラム（ＥＲＡＳ）の早期離床だと自分に言い聞かせてかっこ悪さを紛らわす。

数日後からペースト食が始まった。スプーンの厚さぎりぎりまでしか開口できなかったので、食べるのが大変だが、それでも1食2分もあれば食べきってしまう。これじゃ楽しくないので、食べてから食札を見て、味から中身を当てて気を紛らわす。どこかで食べた味とはわかるが、答えが出ない。カジキマグロの味が思い出せなかったのには、自分の舌と記憶力に少々がっかり（患者はこんなくだらん暇潰しをしている）。

合併症なく無事退院。入院中1度もナースコールを鳴らすことなくすんだのが幸いだった。でも、何か月かは経腸栄養剤（嫁さんがメイバランス®を箱買いしてくれてた）のお世話になったし、矯正治療は術後数年経った今も継続中だ。綺麗にしていただいたから有難いけど、長い……。最近はみなさん子供の頃に歯列矯正していると聞く。大正解でしょうね。


「自分が病気をして初めて患者の気持ちが分かった」と発言する医師は多いと思う。自分も入院手術後はそういう気持ちになるかなと思ったが、正直言ってそうでもなかった。新たな発見は、病院で「○○『さん』」と呼ばれることに最後まで慣れなかったことと、重症じゃない入院患者は基本的に暇と分かったことくらいでしょうか……。この意識の違いがどこからくるのかというと、自分の病気が今のところ良性疾患なのに対し、普段担当している患者の大半が悪性腫瘍というのが大きいだろう。「患者さんの辛さがわかるようになりました」なんて言うのもおこがましい。

6-6

患者体験しても患者の気持ちが分かるとは限らない。

まあ、自分自身一風変わった患者だったとは思ってますけど。

看護師さんはキャディさんですよ

足の棘から全身麻酔手術まで、一応いろんな病人経験もしてきた。今のところ、命に関わったり、障害が残ったりする病気や怪我じゃないから、神様と家族に感謝である。もちろん、病院のスタッフの方々にもです。お世話になりました。

章の最後に、自分なりに考えた、「患者として病院でトラブルなく快適に過ごす」ためにもっとも大切なことを書きたい。

看護師さんは、患者さんに一番接している

看護師さんはじめ、いわゆる

メディカルスタッフを尊重する

ことである。

別に付け届けをしろとか、特定の看護師さんと個人的に仲良くなれっていうんじゃない。いや、本当に気に入ったんなら、アタックするのを止めはしないけど……。

逆の言い方をすれば、医者（特に肩書きの偉い医者）にはやたら丁寧で、看護師さんにいばり散らしてたりするのは見苦しいし、病院生活だけじゃなく、治療そのものも失敗しかねないってことだ。

「看護師さんはキャディさんですよ」って、私は患者さんにしょっちゅう言っている。

ゴルフをやる人ならわかるだろう（もっとも、私自身は実はゴルフやらないんですけど……）。一般には、プレイヤーに付き添って、重いゴルフクラブを運ぶのがキャディさんの第一の仕事だ。それに加え、プロの試合では、コーチ格の人がキャディを務め、コース攻略法やクラブ選択などの作戦を立てて、プレイヤーと一緒に同志として戦っている。アマチュアが趣味でやるゴルフ場でついてくれるキャディさんの場合、経験年数とかの質はピンキリだとは思うけど、毎日同じコースで多くのアマチュアゴルファー（コースによってはたまにプロも）を見てきて、コースやプレイヤーの癖について目を肥やしている。その意見は重視すべきだ。「7番アイアン?まだ距離ありますよー」なんてアドバイスされたときは、素直に「じゃ、もちょっと長いクラブに変えましょう」って方が、大概スコアが良くなる。接待ゴルフで取引先の上司にへつらって、キャディさんにいばり散らしてちゃ、スコアはまとまらない。

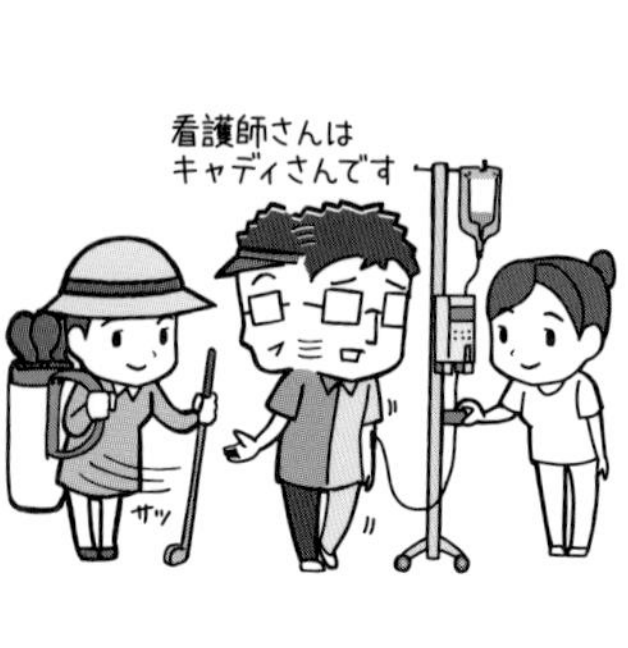

看護師も国家試験を突破している

看護師さんも同様である。いや、それ以上。プロのキャディクラス（患者とともに病気と闘う同志）だと言ってもいいだろう。看護師さんが看護師として務めるためにやってきた勉強は、国家試験という関門を突破できるレベルのものである。実は、私は看護学校で一般の消化器学講座のほかに、国家試験対策夏季特別講座（公式にはこういう露骨な名前じゃなかったですけど）も受け持っていたので、そっちの勉強も少々やったんだが、心理学系の勉強とかは医師国家試験より難しいものだ。看護師さんは毎日同じ病院で多くの患者（たまに患者自身が医療関係者）を見てきて、医師や患者の癖について目を肥やしている。その意見は重視すべきだ。「術後だけど、しっかり体を動かしていかないと、肺炎になっちゃいますよー」なんてアドバイスされたときは、素直に「じゃ、まずトイレまで歩きますので、手を貸してください」って方が、絶対に回復が早くなる。肩書きの偉い医者にばかりへつらって、看護師さんにいばり散らしてちゃ、治る病気も治らない。

もちろん、薬剤師、放射線技師、理学療法士、管理栄養士など、看護師のほかにも専門の勉強をして国家試験を突破し、メディカルスタッフとして活躍している職種の人はたくさんいる。その人たちとも笑顔で接して自分の味方にし、快く治療に協力してもらった方が絶対に得だ。前の章で感染制御チームとか栄養サポートチームとかに少し触れたが、現代の医療はチーム医療だ。医療をやる側も活用しなきゃ損だろう。

医療を受ける側も全ての職種の特性を活用

第7章 臨床現場雑談：医師としての体験の方

研修医になったときに意外だったのは、臨床の仕事ってのはだいたいが、先輩に言われた通りのルーチンワーク、それも伝票書きだとか、指示書書きだとかのデスクワークの繰り返しが大半を占めてるってことだった。ペンがキーボードに変わったが、現在でもそれは続いている。まあ、よほどクリエイティブな職種でもない限り、ルーチンワークをコツコツやることが大切ってのは、どの職業でも共通でしょうけど。

それもあってか、ルーチンに当てはまらない、なんじゃこりゃって症例や、自分で考えて実践した工夫は、何年経っても記憶に残ることが多い。そんな中で、これならもう書いてもいいだろうってやつをいくつか書いてみたい。

あっ、この章もほとんど全部脱線集です。気楽に読んでください。

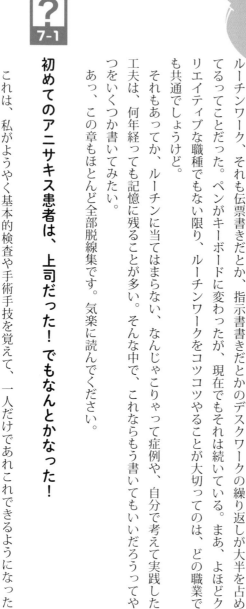

7-1

初めてのアニサキス患者は、上司だった！ でもなんとかなった！

これは、私がようやく基本的検査や手術手技を覚えて、一人だけであれこれできるようになった頃、そう多分、医師になって3年目の後半くらいのことだったと思う。

ある朝、いつもの時間に病棟に出勤したら、病棟師長さん（当時は「婦長さん」だったけど）が、いきなり自分のところにツカツカやってきた。

「先生、N先生がまたやっちゃったのよ～」

「えっ？ 何事？ またって？」

「とにかく来て！」

「えっ、でもこれから朝のカンファと回診が……」

「今日はそんなの他の先生に任せといて大丈夫だから。さあさあ」

と、わけもわからず引きずられるように連れていかれたのが内視鏡室。見ると、診察台の上に外科副部長のN先生が、眉間にシワを寄せながらぐったり横になっている。

「昨日の夜10時ごろ、急に病院に来て、腹が痛いから入院するって自分で言ったんだって。夕食で冷凍ものじゃない高～い生の鯖の刺身を食べたんで、多分それが原因だろうって。まったく、変なとこグルメなんだから～。前にもおんなじことが1回あったのよねー。とにかく先生、胃カメラやっちゃって！」

生の鯖と言われてピーンときたが、ちょっと待て。

「ちょっと、ちょっと、外科の研修医でいいの？ 消化器内科のベテランの先生待った方がよくない？」

「(こっち向いて) いいからいいから。(診察台の方を向いて) ねっ、さっさとすませちゃった方がいいでしょ！」

普段、親分キャラで頼り甲斐のあるN先生だったが、このときばかりは婦長さんの言いなりで頷いている、ってか頷かされている。自分だって、普段だったらN先生の診察なんて怖くてとってもやる気になれないだろうが、こういう現場に遭遇しちゃった以上、

今の自分の力でできることをやる

っきゃない。アタフタと内視鏡のチェックをする。ビビッてる暇もない。

じゃ、やりますよー。予想外に冷静な自分に自分で驚きつつスコープを挿入、スムーズに咽頭を通過し（当時は太径の経口式内視鏡しかなかった。おまけにテレビモニターじゃなく、接眼式ファイバースコープだった時代。スコープは常に右目にくっつけておかねばならないため操作性が悪く、咽頭通過は今よりずっと大変だった）、胃に到達。

胃体部後壁にヤツがいた。

長さが２cmくらいの白い糸くずみたいなもの、一見すると食べ物のカスと見間違えかねないヤツが胃粘膜にくっついている。

そう、寄生虫アニサキスである。

内視鏡で実物を見るなんて初めてだったが、とにかく生検鉗子を出してもらい、潰さないようにそーっとつまむ。つまんだ途端にヤツはジタバタ動き始める。ちょっとビビったが、胃壁からヤツをゆっくり引き抜く。鉗子がぐらつかないように内視鏡の先端ギリギリまで引き寄せ、虫を落っことさないようにゆっくりゆっくり内視鏡を抜いてきた。よっし、取れた！

その頃には各科外来の看護師さんが、野次馬状態で内視鏡室に集まってきており、鉗子の先で動いているヤツを見てキャーキャー騒いでいた。

「サンキュー。１匹だけだったか？」

「あっ……」

「あのなー……まあ、大概１匹だ」

その日の午後、普段通りに研修医に喝を入れてる元気なN先生を見て、自分の方が安心した。

絶対忘れない経験になったし、自信にもなった。それ以降、内視鏡でアニサキスを見たのは正直言って、数えるほどしかない。1匹見つけたら、その位置を忘れないようにして、残りの胃十二指腸をくまなく観察してから摘まみ取るってことも忘れない。

今のところ、2匹同時って症例には遭遇していないけど。

えっ？その後N先生との人間関係が変化したかって？なーんにも変わらなかったですよ。相変わらず、怒られながらしっかり鍛えてもらいました。感謝してます！もちろんこれは、治療がうまくいったからだって要素は大きいでしょう。

知人の治療なんてやりたくないって医師は多いし、知人の医師の診察なんて受けたくないって患者も多い。それを否定するつもりはないですけど、自分は（少なくとも自分の領域の疾患なら）親子でもできることをやるしかないと思ってますよ。これはベテランになってからの話だけど、実父の手術も義父の手術も自分でやりましたし。

7-2

尻からなんか出てきた！日本海裂頭条虫の話

寄生虫ついでにもうひとつ。これはもう40歳くらいになってた頃だったかなー。当時週1回だけ行っていた、外勤先の消化器科外来での話。

ある晴れた金曜日の午後、割とのーんびりした外来診療をやってたとき、外来の受付嬢が診察ブースに慌てふためいて駆け込んできた。

「先生、お尻からなんか出て来たそうなんですけど！」

「えっ、何のこと？」

「それが、なんだかわかんないそうです！」

「いや、そうじゃなくって、どこの誰の話で、いったいどうしろってこと！」

「あっ、そっか。外来の初診総合受付に、肛門からなんか長い物が出てきてるって30歳くらいの男性患者さんが来てるそうです。消化器科にまわしていいですか？」

「なんじゃそりゃ？さっぱりわからんけど……まあ、とにかく消化器で診ますよ」

総合受付の人も、患者さんの話を聞いてビックリしたんだろう、いつもよりずっと早く、ほんの2～3分後には、青い顔した若者が、文字通りズボンの尻を手で押さえながら外来ブースに入ってきた。問診もそこそこにとにかく尻を診てみたところ、幅約1㎝長さは……そう40～50㎝はあったな、分節状のヤツが肛門から出てる。うわー、広節裂頭条虫じゃん。医者になって初めて生きてるやつ見たよ。

「これ、裂頭条虫って寄生虫ですね。なんかいつもと違ったとこで新鮮な魚とか貝とか食べませんでした？」

「ええ、こないだ、新鮮さが売りの評判の店で生のサーモンとかを……」

「それが原因に間違いないでしょうね」

引き抜こうとしても、たいていの場合頭が残るから、とにかく「虫下し」を飲ませるってのが標準的治療だっことは覚えてた。駆虫治療って意味から言えば引っ張ったって意味ないってことだろう。でもどう考えたってこのオケツの状態で自宅に帰れってのは可哀想だ。教科書的知識にゃ反しているが、自分が今

実際に目の前の患者さんのためにできること

を自分で判断するのが臨床医の仕事だ。とにかく肛門から出てる分だけでも取り除くしかない。ええいままよって調子でとにかくゆっくりと引っ張る。ヤツは意外と丈夫だ、ジリジリとケツから引き出せてきた。背中に看護師さんの視線を感じる。なぜか受付嬢の視線もある。このまま全部抜ければラッキーだけど、すぐ切れるって教科書にあったよなー……。

「とにかく、出せるだけ出しますけど、大概は途中で切れるんですよねー。結局虫下し飲まなきゃならないと思いますよ」と、半ば自己弁護めいた解説をしながら1 m以上は引き出した……が、やっぱり頭がついてない。ダメだ、やっぱり虫下しだ。でも、虫下しって何使えばいいんだ？？？

困ったときの『今日の治療薬』。いつも頼りにしてます。抗寄生虫薬の抗条虫薬……あった！ん？これでいいのか？いや4週間も服用するんじゃなくて、もっとシンプルな「虫下し」だったような？こういうときは、きっちりした成書よりも単発の症例報告論文だ。恥も外聞もなく患者さんの目の前でPCを開き、ネットで調べる。

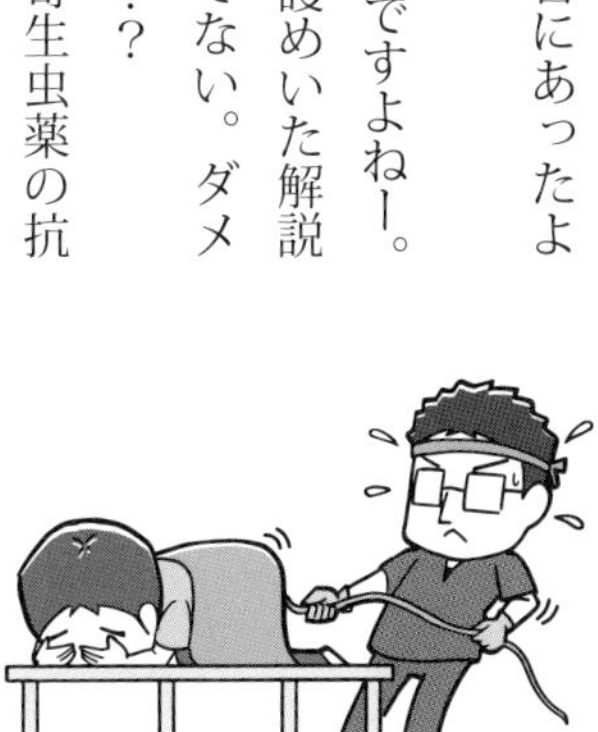

治療のためならかっこつけてなんかいられない。

これだー、薬剤部に問い合わせたが、そんなもの東京の一般病院じゃ在庫があるわけない、近隣の院外調剤薬局も当たってもらったが、やっぱりありませーんだと。論文調べてわかったことは、日本の近海にいるヤツは、広節裂頭条虫じゃなく日本海裂頭条虫って別の種類だって最近わかったってこと、うーん勉強になった。いやいや、この際そんなことはどーでもいい。とにかく、薬剤部にその薬を注文しておいてもらっておいて、患者さんには、虫の頭は腸の中に残ってるから、必ず虫下しをもらって飲むようにとだけ伝えた。本人は原因がわかったし、とにかくオケツから出てたヤツが、とりあえずは無くなったのでだいぶ落ち着いていた。

最後に、

「その店の名誉のために付け加えるけど、ネタが新鮮な近海物だってことは確かですね。寄生虫は微生物じゃないんで、一度冷凍すると死んじゃうはずですので」

なんて御託も余裕めかして喋ったが、これは裂頭条虫を臨床現場で初めて見て、昔の知識を思い出すのに必死だったことの裏返しで饒舌になってたってことだ。

翌週の金曜日にその病院に行ったとき、彼が診察の翌日の土曜日には薬をもらっていったことを聞いてとにかくホッとしたっけ。

後にも先にも、臨床の現場で生きてる日本海裂頭条虫なんてものにお目にかかったのは、これ一度っきりだ。何しろこの文を書いてるときには、そのとき使った薬の名前が思い出せなくなってたくらい記憶の彼方になっていた。またネットで論文調べたらすぐ思い出せたけど。

自分が子供の頃は、鮭は寿司ネタになかった。鮭と言えば塩鮭（今よりずっとしょっぱかった）ばっかりで、輸入物のスモークサーモンを初めて見たとき、こんな食べ方もあるのかってびっくりした記憶がある。そう言えば、この間テレビで、アフリカの某国では、よっぽど貧乏でもない限り、寄生虫が多いから鮭は食べないってことを紹介していた。何で日本人は金持ちなのに鮭なんか食うんだ？って言いっぷりが可笑しかったっけ。冷凍技術、養殖技術が発達したことや、寄生虫の少ないノルウェーの鮭が輸入されるようになったことで、美味いサーモン寿司が食べられるようになったってことなんだろうけど、新鮮さにこだわる変なグルメ風習が続くと、そのうち虫下しがまた東京の病院の在庫になる時代が来るんじゃないんじゃないだろうか。

あー怖い、でもその鮭、旨かったんだろうな……。

7-3 ヘッドライトの光の向きは、額帯鏡と同じはず

医学生のとき、聴診器と額帯鏡を同学年で共同購入した。聴診器はあらかじめ持っていたって学生以外、同級生のほぼ全員が買った。そのとき買ったリットマン聴診器は、イヤーピースやメンブレンこそ何度か交換したが、30年以上経った今でも使っている。息子が医学生になったときに買ったリットマン聴診器も、基本的構造は全く同じだ。

それに反して、額帯鏡の方はって言うと、共同購入の担当だった同級生が書いたお知らせでも、「額帯鏡はマンガに出てくる医者の必需品です！」なんて、半ば冗談めかして書かれていたし、同級生の中でもあんまり買う奴はいなかった。私が学生だった当時は、まだ耳鼻咽喉科の実習で額帯鏡は必須であったし、さほど高額でもなかったので、半ば記念品みたいなつもりで購入したんだが、今となっては、どこにしまい込んだのか自分でもわからない状態である。額帯鏡の思い出といえば、鏡に反射させた光を細い耳の中に入れる（で、なおかつ視線は動かさない）のが、えーらく難しかったことを今でも覚えているくらいだ。

額帯鏡が聴診器ほどに売れなかった大きな理由は、耳鼻咽喉科以外ではあまり使い道がないことが最大だろうが、もう一つの理由は、光の方向の調整が不要で簡単便利なヘッドライト（額帯燈とでも呼ぶのだろうか）が普及したことだろう。今は耳鼻咽喉科の医師でも、額帯鏡を使う人は少数派かも

しれない。

これは、ヘッドライトが普及し始めた20年くらい前、私が外勤で行っていた病院での話だ。ある腹部外科手術で（残念ながら細かい内容は覚えていない）狭いところを見る必要があるからヘッドライトを使おうということになり、脳外科から拝借して使ったことがある。その病院は麻酔科常勤医がいなかったため、私が麻酔を担当しており、私自身はライトは使わなかったのだが、術者と助手がそれぞれヘッドライトを装着して手術を開始した。今でこそ、多機能でラグビーのヘッドギア並みの仰々しい構造の物が多いようだが、当時のヘッドライトは1本の円形のバンドにライトが付いているだけっていう、言うなれば額帯鏡の鏡の代わりにライトが付いてるようなシンプルなものだった。

さて、術者と助手がそれぞれヘッドライトを着けて手術が始まったんだが……麻酔科医のポジションから見ていると、なんか違和感がある。術者も助手も別に問題を感じることなく手術は進んでいるのだが、何かがおかしい……麻酔モニターを右目で見ながら、左目で術者の顔をじっくり見るって状態がしばらく続き……あっ！ わかった！

「先生、ヘッドライトが上下逆です！」

「えっ？ そう？ 普通に明るく見えてるけどなー」

「ええ。普通のヘッドライトだったらライトはおでこの所にあればいいんですけど、マイクロサージェリーのヘッドライトは目と目のちょうど真ん中、つまり目線の方向に光が入るようになってるはずです。額帯鏡を使うときに、片目を鏡の真ん中の穴のところに入れるってのとおんなじです！」

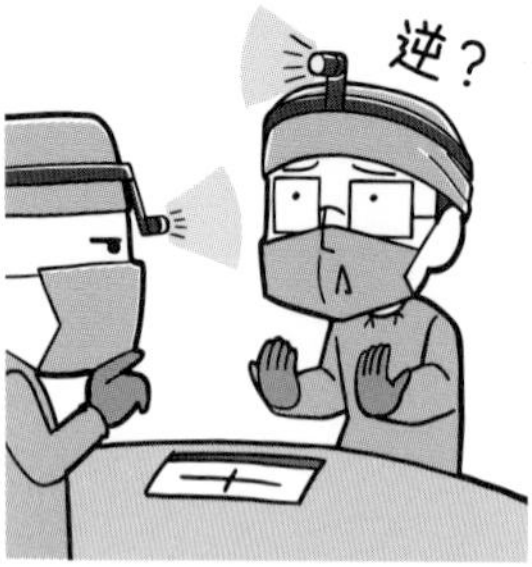

「なるほど、確かにその方が

理屈に合ってるから、修正しよう」

ってんで、外回り看護師さんに手伝ってもらってライトを上下ひっくり返す。

「うーん、確かにこの方が影が出にくいのはわかるけど、なんか視野にライトが入って邪魔っけだなー。慣れるまで大変だなこりゃ」

2人とも苦笑しながら手術再開。手術は問題なく完遂した。

外科の先生たちが、おでこにライトをつけたのは実はごく自然な行為だ。工事現場とかでよく見かける、作業用のヘルメットにつける普通のヘッドライトの位置がまさしくそこなんだから。

私が半年間麻酔科研修を受けた東京専売病院（現在の国際医療福祉大学三田病院）は、耳鼻咽喉科のラリンゴマイクロサージェリーで有名だった。名前を挙げれば日本人なら誰でも知ってる某超有名演歌歌手や、紅白歌合戦にも出たオペラ歌手の声帯ポリープ手術の麻酔なんぞも私が担当した。いや、さすがに、歌手の声帯に直接触れる気管挿管の操作は麻酔科医長の先生がやりましたけど。そのため、耳鼻咽喉科の先生がヘッドライトをつけて手術している姿を、麻酔科側から頻回に見たことがあった。だからこそ気づけたんだろう。

でも、正直に言います。ヘッドライトの位置が目と目のちょうど真ん中になってる理由はなぜかってのは、私自身このとき初めて理解しました。って言うか、このミスを見るまで、正しい理屈を考えたことすらなかったです。

当たり前だって思い込んで理論を見過ごしてる

こと、ほかにもいっぱいあるんだろうなー。

Don't sleep through life って自分にも言いたい。

7-4

なんとかとライトは使いよう：喉頭鏡で胃管を入れる、登山用具で手術をする

ライトの話のついでにもう一つ、いやもう二つ。

これは、さっきも話に出した東京専売病院で麻酔科研修していた頃の話だ。

全身麻酔時の経鼻胃管挿入を、いつ誰がやるかは病院によって違いがある。手術室に入る前に、意識下の患者に外科医が、

「は～い、ちょっと鼻と喉が気持ち悪いですけど、頑張ってゴックンと飲んでくださ～い」って感じで入れるところもあるし、医師の少ない病院では、（外科医の指示指導のもとでってことになっているが）手術室専任の看護師さんがテキパキと入れている場合もある。

私が麻酔科研修をしていた病院では気管挿管後に、麻酔科研修医が胃管を入れるのが普通だった。当然ながら患者さんに「頑張って飲んで～」って言うわけにはいかない。気管挿管がされて喉頭が塞がっているので管が気道に迷入してしまう心配はまずないが、鼻から入れたチューブが口から出てくるなんていう、どっかの芸人みたいな一見コミカルな（挿入している研修医の立場からすれば、思いっきりシリアスな事態なんだが）ことはしょっちゅう起こっていた。私は見たことないが、食道の手前で折れ曲がってそのまま胃まで入り、胃の中で折れ曲がったままで減圧に使えないなんてこともまれにあるそうだ。

こんなときどうするかっていうと、大概は患者さんの口に手を突っ込んで、手探りで胃管を食道の

方に誘導していく。まあ、ほとんどの場合これでうまくいく。ただ、何しろ手探りでやるもんだから、たまにどうにもこうにも胃管が真っ直ぐにならなかったり、口が狭くて指が十分奥まで入らなかったりする場合もある。

いつどんな患者さんのときだったのか、正確なことは残念ながら忘れてしまったが、胃管が喉頭でつかえてしまう患者さんに遭遇したとき、「そうだ、喉頭鏡のライトを使えば、喉にある胃管も照らせるじゃん」って気がついた。

役に立つんだったら、医療器具は決まった使い方にこだわる必要はない。

自由な発想で有効な使い方を工夫

すればいい。

で、喉頭鏡を浅く挿入するように持ち、ブレードの先端を奥の喉頭までじゃなく、手前の咽頭まで入れてライトを点けると、おー、胃管が曲って口腔に出てきちゃってるのがよく見える。でも、これじゃ指が入らないから胃管の挿入操作には使えないなーと思ったのだが……。胃管を実際に照らしながら咽頭のところに引き戻してきて、喉頭鏡の先端で胃管を咽頭の側方（挿管チューブのない側）に軽く押しつけた上で、鼻からチューブを押し込んでいくと、これが実にスムーズに入っていく。口腔に出てくることはもちろんないし、喉頭のところに引っかかることもない。考えてみりゃ当然だ。チューブが一番曲がりやすいところを照らして、直視しながら入れるんだから。私は出会ったことないけど、麻酔科でこの手を使ってる先生も少なくないんじゃないかな？

それ以来、麻酔科研修中はもちろん、外科で胃管を入れるときもしょっちゅうこの手を使っている。わざわざ喉頭鏡を引っ張り出さなくても、他になんか使えるライトはないかと思ったこともあるのだが、光の方向といい、噛まれても大丈夫な硬さといい、喉頭鏡に勝るものには今のところ出会っていない。

もう一つ、これは外勤先の外科外来で始めたことだ。

いきなりだが、ちょっと脇に逸れる。

外科外来とひとくちに言ってもその仕事の内容は、病院の規模や地域性あるいは混雑度によって結構違っている。

大学病院とかだと、実際の「外科手術」は入院で行うのが大半であり、外来でやるのは内科と同じような基本的診察だけだったりする。診察室には外科手術で使うものは何も置いていない。

外科単科の小さなクリニックだったりすると、「肩が痛い、腰が痛い」といった患者さんが大半を占め、厳密に言えば整形外科の患者さんばっかりってところもある。診察室にはたいしたものは置いていないが、隣の理学療法室に牽引やいわゆる「電気をかける」ための大きな治療機械が並んでいたりする。

では、当時自分が行っていたところはどうだったかと言うと、東京都内の中規模病院の外科であり、入院手術ももちろん行っているが、主たる診療は外来で行っていた。さらに、外科とは独立して整形外科の常勤医外来もあった。強いていえば、内科医が少なかったため、消化器系疾患、端的にいえば腹痛の患者を外科が扱っていたという点でやや内科寄りの仕事もあるにはあったが、主たる業務は純然たる外科であり、外傷縫合や膿瘍切開など文字通りの外科処置を行う頻度が高かった。棚には滅菌された小手術器械がずらりと揃っており、世間の常識で言う「外科外来」の名前に最も相応しい外来だった。

そんなわけで、小さな局所麻酔手術なら、初診のその日に外来でやってしまうなんてこともしょっちゅうだった。大病院での研修中にはお目にかからない陥入爪の手術なんかは、ここで実際にやりながら覚えたと言っても過言ではないだろう。

さて、そんなある日の午後外来でのこと。「背中が腫れて痛い、近所の内科で抗生物質もらったけど治らない」という患者さんがやって来た。背中を見てみると……一目瞭然のアテロームである。

「あーこりゃ、化膿性粉瘤ってやつですね。単純に言っちゃえば、でかいニキビみたいなもんです。バイ菌が原因なので抗生物質使うのは間違っちゃいないんですけど、こういう塊になったところには飲み薬の抗生物質ではとてもとても……。今から麻酔かけて切開しますけどいいですか？」

「ええ、お願いします。その覚悟で来ましたので」

横目で見ると、看護師さんはもう切開手術道具の準備にかかっているし、外科の受付嬢は病院の総合受付に

「外科、これから処置に入りまーす。新患みえたらお待ちいただくことを説明しといてくださーい」

と連絡を入れている。テキパキとしていて実に気持ちいい。

患者さんにうつ伏せになってもらい、消毒、局所麻酔。粉瘤の原発口と最も腫れているところの2点を繋ぐように切開、予想通り大量の膿が出てきた。

「臭いと思いますけど、これが典型的な粉瘤のバイ菌の匂いなんですよー」

なんて説明。普通、初回切開のときは出血と膿汁でこれ以上の術野の観察は困難で、あとはガーゼを詰めてまた明日ってことが多いのだが、膿汁を出し切ったら予想以上に内腔がちゃんと見えてきた。粉瘤のカプセル（epidermal cyst）の端っこも見える。見えちまったものは取るしかない。

「鋏出してー。大きさはどっちでもいいから、先の尖ったやつ」

膿瘍壁の切除に取り掛かる。感染がひどかったわりにcystの外壁は崩れていない。こりゃ膿瘍の

底まで切除しなきゃ駄目そうだ。だが、さすがに底部になるとよく見えない。この病院の外科外来の欠点は、診察台が上下動しないことと、手術用のライトがえーらく年季の入ったものだったってこと。看護師さんがライトを右に左にいじくり回して頑張ってくれてるんだけど、どうやっても暗い。しょーがないなと思っていたのだが、なんかの拍子にふと閃いた。

「一回ちょっと手を下ろすから、手袋もう一つ用意しておいてください」

手術手袋を外して、舞台裏で自分のカバンをガサゴソやる。確か入れっぱなしにしといたはずだけど……。うん、あった。派手なオレンジ色のＬＥＤヘッドライト。こいつを取り出しておもむろに額につける。で手術再開。手術用の本物じゃないから、「目と目のちょうど真ん中、つまり目線の方向に光が入る」ってわけにはいかないが、粉瘤の底部くらいなら十分見える。多少バラバラにはなったが、cyst を遺残させることなく完全切除できた。

「バイ菌の入っていた袋がこれです。特にバイ菌の入り口のところでこの袋が残ると、たまに感染が再燃することがあるんですよ」

なんて説明。患者さんは、一安心した表情で帰って行った。

「先生、そのライトなに？」

「うん、この間、富士山に登ったときに使った登山用のライト。停電とかの非常用に使えるかなと思ってカバンに入れっぱなしにしておいた」

「登山用って……」

「なんとかと鋏、いやライトは使いようってやつだねー」

最近の登山用ライトは、ＬＥＤが使われている。明るいし、昔の豆

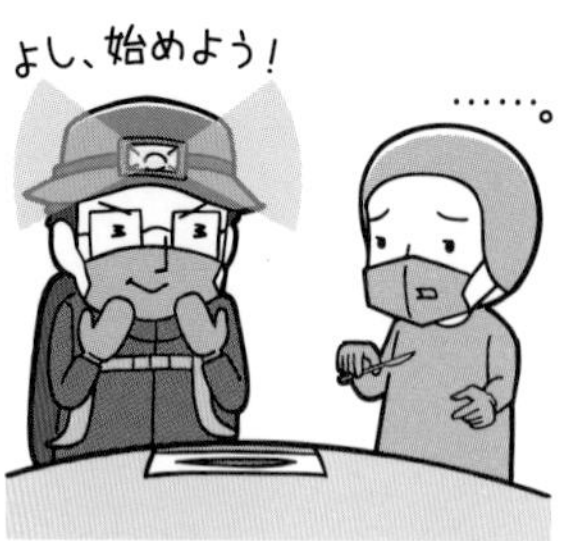

電球みたいに、光がリング状に広がって中心部に暗点ができるなんてこともない。さらにこのライト、上下方向に角度を変えたりすることもできる優れものである。それ以来、ちょっとした縫合処置とかでも非常に重宝しており、例の年季の入った手術用ライトは、ほぼ全く使わなくなった。

ムツゴロウさんこと畑正憲さんが書いた本で、自分の家族しか住んでいない無人島で愛馬の出産を助産したときのエピソードを読んだことがある。分娩用の道具なんか何もなかったけど、助手役の奥様が機転を利かし、臍帯を布団袋の紐で結紮し、裁縫用の裁ち鋏で切り、無事に出産を終えたそうだ。

人間の医療だって、

医療用器具じゃなくたって医療に使えるものはある。

ちなみにこのヘッドライト、富士登山以後、登山で使ったことは一度もないです。お恥ずかしい。

?
7-5

豪傑？　鈍感？

術者としては、できれば手術は患者さんには全身麻酔で眠っていただいた状態でやりたい。

麻酔って行為自体が危険を伴うものであり、なるべく「小さな」麻酔でやる方が安全だってことはわかっちゃいる。だけど、例えば鼠径ヘルニア手術では、局所麻酔より脊椎麻酔、脊椎麻酔より全身麻酔の方が腹膜前腔の剥離をしやすい。虫垂炎手術とかでも、全身麻酔なら虫垂を牽引したときの嘔気の出現がないので術野の展開がしやすい。手術中に医者同士で来週の学会の話とかもできる……いや、誤解のないように弁解しときます。一般の読者の方は「なんて不謹慎な！」って思われるかもしれませんが、手術操作の90％は、それほどの集中力は要りません。言うなれば車の運転と一緒です。手術中、最初っから最後まで緊張しっぱなしだったら、体力も気力も持たない。むしろ、リラックスして、ほぼ無意識のうちに手が動いて行くべきものだ。逆に言えば、手術中に外科医が急に黙り込んで、緊迫した真剣な表情になったりしたら、手術が非常に難しい局面になってるってことだ。これも運転と一緒ですね。

患者さんにとっても、意識のある状態で長時間体を動かさずにいるのは結構辛いものだし、医者の会話や、器械のぶつかり合う音が怖いという人も少なくない。そんなわけで、脊椎麻酔であっても、点滴からちょっと鎮静薬を追加して、手術中は眠っていただくように気を使ってくれる麻酔科の先生も少なくない。最近は、ラリンゲルマスク呼吸管理下での完全静脈麻酔が普及しており、その点でも「眠っている」麻酔が増えているようだ。

ただ、なかには手術中起きていたいって人もいる。

これは私が麻酔科の研修を行っていたときの、ある初老の男性患者の泌尿器科手術での話である。それほど長時間の手術ではないので、麻酔は脊椎麻酔である。

「手術中は目が覚めてるのが嫌だって患者さんも多いんですけど、どうします？　睡眠薬使ってもいいですよ」

「いやー、めったにない体験だからなるべく起きていたいですねー」

特に担当医に対する不信感などがあるという口調でもなく、にこやかに語られた。それでは、もし痛みが出てきたら、点滴で薬を入れましょうということで手術が開始された。幸い脊椎麻酔は十分効いていた。泌尿器科の先生も明るい方で、半ば実況中継のように解説をしながら、テキパキと手術を進め、予定時間で無事に終了した。

「丁寧に説明していただいてよくわかりましたよ。ありがとうございます」

「いやー、こちらも術後の説明が省けて助かります」

「手術しているところの様子も、ライトの横の金属のところに写っててよーく見えました」

「……」

確かにその病院の無影灯は、枠のところがステンレスむき出しのものだった。まあ、もちろん見えてて悪いものじゃないけど…。こういう人を豪傑っていうんだろう。

もう1人、これも私が麻酔を担当した若い男性の虫垂炎患者だった。脊椎麻酔だったが、手術開始早々に鎮静薬を静脈注射し軽く眠っていただいて手術は無事完遂。術後に目を覚ました時、開口一番、

「あー残念、眠っちゃったよ。めったにない体験だったのに」

悪いことしちゃったかなー。確かに手術を受けるなんて一生に何度もあることじゃないし……。もし、医学生が患者としてきたら、ずっと起こしといて患者経験させようか？

近頃は、こういうある意味度胸があるっていうか、他人事みたいに考えてるっていうか、特に若者で患者さんの意識が変わってきている。怪我の縫合をするときに、

「写メ撮っていいですかー？」

なんて言われることも少なくない。先日も顎を切って来院した留学生の患者さんが、友人に傷の写真を縫合前に撮ってもらって、早速家族に送っていた。ちなみに送り先はチリだった。

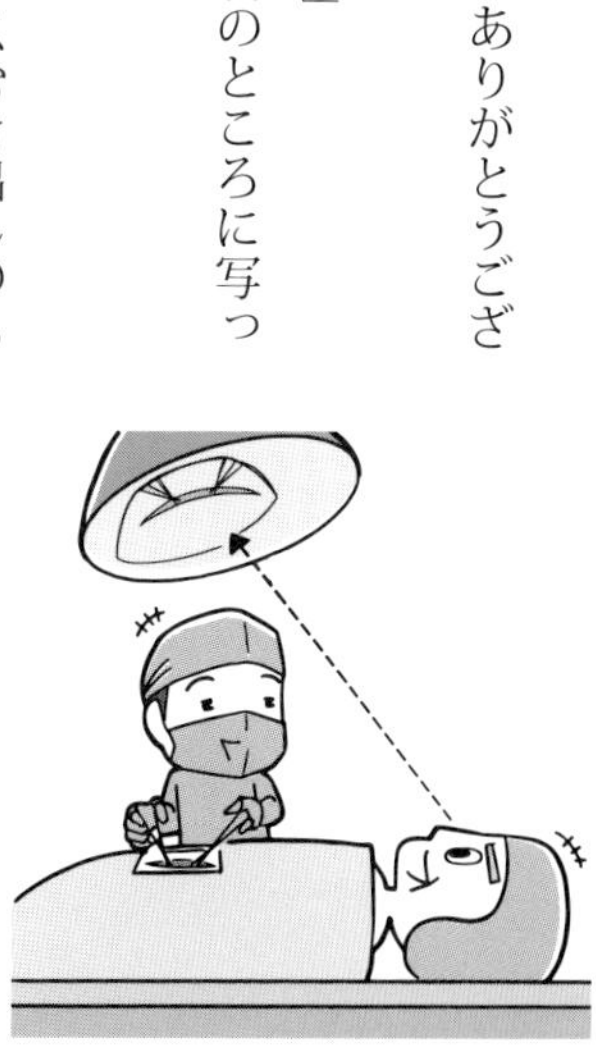

こういう患者さんに最初はちょっとびっくりしたが、別に悪意があるわけでもない。チリの学生さんも、インスタにあげるわけじゃなく、

「日本の友達とバスケやってて、ちょっと怪我しちゃったけど大丈夫。すぐ病院連れてってもらえたよ」

って家族にメールで報告するための写メだった。

診察中の写メを嫌う先生も多いけど、近〜頃〜の若い奴ら〜の使ってるものだって使えるものは活用しなきゃ損だ。

発想の転換が大事。写メだって使いようだ。

実は最近、私自身も写メを使っている。患者さん自身に見えてない頭頂部とか背中とかを縫合したり切開したりするときは、その場で写真を撮って、

「こんなんですよ。縫わなきゃ（切らなきゃ）治りませんよ！」

って説得するには非常に便利だ。

ただし、写真を見せた途端に、気持ち悪くなっちゃうっていう非豪傑な人も少なくないんで、その辺の見極めが要注意なんだけど。

第8章 今だから言える失敗談

外科医になって30年、術後の合併症というのはいろいろ見てきた。自分で言うのも変な話かもしれないが、合併症は医療行為をやっている以上、確率的に起こるもので、完全には防ぎきれない。

そういう類のものじゃない失敗も、30年のうちには、もちろんいくつも経験している。幸いなことに今のところ、患者さんの生命に関わるとか、重篤な後遺症が残るとかいう失敗は起こしていない（はず）。現在の医療ではやり方そのものが変わっていたりするものもあるが、今だから言える失敗談を正直に語っていきたい。

本当は、失敗談はそれを

どうやってリカバリーしたかを聞くことが一番勉強になる

んだが、残念ながらその点はあんまり語れるものはないです。

8-1

減張縫合しなかった症例に限って……

咽頭喉頭がんの手術の主役はもちろん、耳鼻咽喉科・頭頸部外科の先生方だ。化学放射線治療の進歩もあってか、手術になる症例数はさほど多いわけではないが、ひとたび手術となると、多くの場合、咽頭喉頭上部食道を全部切除する必要がある。そうなると、切除後に遊離空腸を用いた消化管再建が必要になり、外科がお手伝いをすることになる。具体的手順としては、まず耳鼻咽喉科医が病変を切除し仮の気管孔を作成、頸部と腹部の切除完了のタイミングが合うように見計らいながら外科医が再建用の遊離空腸切除を開始、遊離空腸は支配血管切離後直ちに頸部に移して形成外科医が腸管と頸部の血管吻合を行い、並行して外科医が小腸再建と閉腹をする。タイミングによっては、遊離腸管の血流維持のため、支配血管切離の前に小腸再建をやってしまうこともある。最後にまた耳鼻咽喉科医が遊離空腸と咽頭食道の消化管再建吻合を行うという非常に手間のかかる手術になる。

まあ、我々外科は脇役だ。ただ、普通の開腹手術に比べ、余分にひと手間かけていた。腹部正中切開の閉創のときに、通常の2層縫合に加えて、減張縫合を置いていたことである。もちろん、まだ腹腔鏡下手術がほとんどなかった時代の話だ。

この手術を初めてやることになったとき、外科の先輩医から

「耳鼻咽喉科の手術で永久気管孔を作った術後の咳の激しさは、普通の外科手術の比じゃないから、減張縫合置いといた方がいいよ」

とアドバイスを受けていた。そんなもんかなーと思いつつ、素直に先輩のやり方を踏襲し、減張縫合を置いた。

最初の1例を引き受けて以降（別に決まりごとがあったわけではないのだが）、なぜか、この手術はいつも私に依頼がくるようになり、少しずつやり方を変えながらではあったが、必ず減張縫合を置いていた。約4年間は。ただ、その間、「永久気管孔を作った術後の咳」がそんなに激しいという症例は見たことがなかった。減張縫合で締めつけられるのが痛いという患者さんも多く、はじめは2週間抜糸しなかったものが、段々と早く抜糸するようになっていった。正直に言って、減張縫合なんて

いらないいんじゃないって思い始めていた。

で、約4年後、ある症例で減張縫合を止めてみた。いや、正直に言おう。やるのを忘れた。閉腹中に途中で気づいたんだが、今までの経験から大丈夫だとたかをくくってそのまま通常の縫合を行った。

確か手術の翌々日だったと思う。幸い時間は午前中だった。耳鼻咽喉科病棟の看護師さんから電話があり、

「先生、○○さんのお腹から腸が出てきたんですけど、耳鼻咽喉科の担当の先生が今日は外勤でいなくって……仕方なく先生に電話し……」

「すぐ行きます！！！」

看護師さんの言葉を遮るような勢いで電話を切り、外科の仕事なんか放ったらかして、耳鼻咽喉科病棟に駆けつける。

ものの見事に創の真ん中が哆《し》開していた。減張縫合をしなかった第1例でこんなことが起こるなんて話ができ過ぎだろ……なんて後から考えたが、そのときはとにかく一刻も早くリカバーせねばってことしか頭になかった。手術室の準備やら、患者家族への連絡やら全部自分でやり、2時間後には耳鼻咽喉科医抜きで再手術をしていた。もちろん、減張縫合もしっかりやった。幸いその後の経過に問題はなく、患者さんも予定通りの日程で退院されたからよかったけれど、哆開を見たときは本当冷や汗ものでしたよ。結果的には、通常業務は後回しにして、

失敗の対処を「ただちに自分でやった」

ことで大きな責任問題とかにならずにすんだってことだ。

もちろん、それ以降の咽頭喉頭がん症例は必ず減張縫合をやった。後輩にはこの症例の経験を話している。本当に減張縫合が必要な症例は、実はごく一部に過ぎないんだろうし、創哆開なんて合併症が耳鼻咽喉科関連手術に限定したものじゃないってこともわかってはいるけれど。

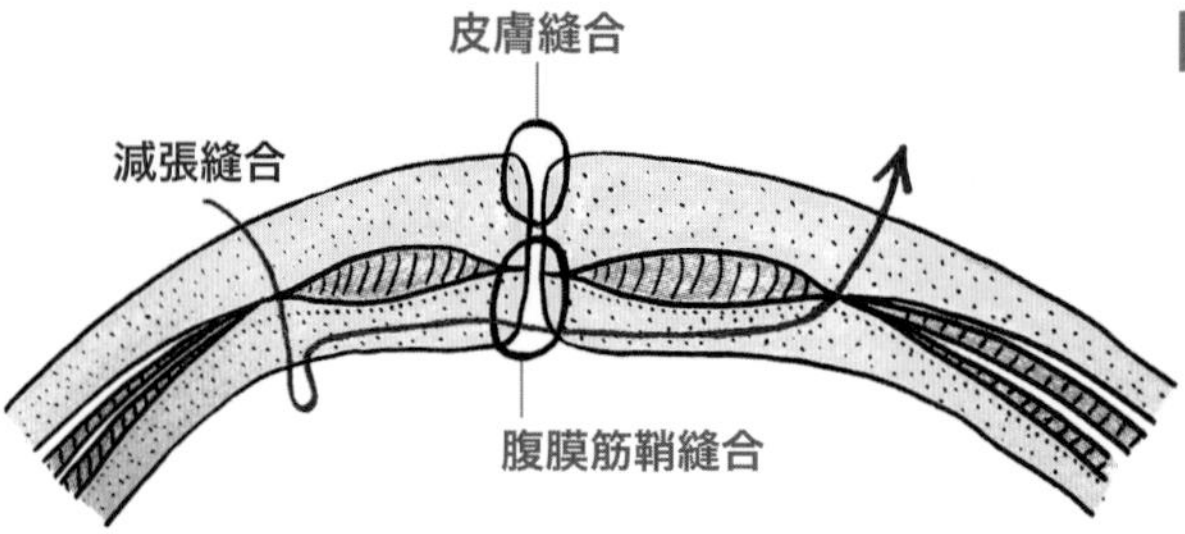

図8-1

減張縫合の手技

ここで一応、先輩から引き継ぎ、私が改良した減張縫合のやり方を紹介しておこう。

使う糸は太いモノフィラメントナイロン糸である。どのくらい太いかというと、当時院内で採用されていた医療用のものでは太さが足りず、先輩は「つ～り具の上州屋」で買ってきた大物用の釣り糸を、院内でガス滅菌して使っていた（冗談みたいだけど、これマジです）。もちろん釣り糸じゃなきゃダメってことではないけど。

針はなるべく大きな角針を使う。小さな針だと糸が針の穴を通らないし、後述のように縫合の幅が広いので届かない。

通常の閉腹の前に、腹直筋の外縁近くの皮膚から腹膜前腔まで針を通し、腹直筋背側の腹膜前腔脂肪層を通して、腹腔ではなく正中の創面に糸を出す。あまりにも腹直筋の幅が広くて1回の運針で届かない場合は、一度腹腔に出して、すぐ近くから腹膜前腔に向けてもう一度刺して創面に出してもいいが、とにかく腹腔に直に長い縫合糸が露出しないようにする。糸を出す反対側の創面で腹膜前腔に針を刺して、なるべく腹直筋外縁近くの皮膚から出す（**図8-1**）。これを5～6㎝おきに行うので、糸の総数は普通の開腹手術ならだいたい3本、体の大きな人でも4本くらいである。腹腔鏡での手術で小腸を取り出すところだけを通常切開したんだったら1～2本で足りるだろう。

その後、通常の腹膜筋鞘縫合と皮膚縫合結紮を行い、減張縫合糸の結紮は最後に行う。ただし、そのまま結紮すると、糸の当たっている皮膚に長い瘢痕を残してしまう危険があるので、縫合する長さに切った4号くらいの細めのネラトンカテーテルなどに糸を通して、糸が直接皮膚に当たらないようにしてから結紮をする。結紮の強さは糸にわずかに tension がかかる程度でよく、あまり強く締めつける必要はない。

先輩から教わったときは、糸は腹膜前腔ではなく腹腔内を通し、また結紮はかなり強めにしていた。私は、腹腔内に糸が出ている状態で結紮を行うのは危険ではないかと考えたことと、強く締めつけると疼痛が強いこと、あくまでも咳などで腹筋に強い外向きの張力が加わったときに腹膜や筋鞘の縫合にかかる力の減張ができればいいと考えたことから、前述のように変更している。

必要とあらば、参考にされてください。痛い目にあわないために。

腹腔鏡下手術の普及で、こういう術後合併症は減少しているはずだ。でも２０１９年秋に高知で行われた日本臨床外科学会で、やっぱり永久気管孔を置いていた患者での同様の症例報告を聞いた。思わず、挙手して、このやり方をコメントしちゃいましたよ。

？ 8-2

血管が見えない……顔色が見えない……

全身麻酔の手順。点滴路を確保し、軽い静脈麻酔をかけた上で、マスク換気で十分に酸素化してから挿管（最近はラリンゲルマスクが多いが）、あるいはマスク管理のガス麻酔に移行するってのが基本だ。私が麻酔を教わったときは、小児も成人もこの方法で教わった。

問題は乳幼児の場合。乳幼児はこちらの言うことを聞いてはくれないってこと。暴れてしまって点滴が取れないなんてしょっちゅうであり、なかなか前述の通りにはいかない。昔の話だが、暴れる子供にマスクをしっかり当てようと強く押さえ過ぎて、逆に気道閉塞を起こしたなんて恐ろしい事故が報道されたのを見た覚えもある。だから、マスクをあんまりガッチリ当てるのも一概にはよくないだろう。でも、マスクは子供の顔の動きに合わせて動かせばいいので、暴れる子供に点滴をするよりは（自分にとっては）容易だった。そんなわけで、直接教わった方法じゃないけど、乳幼児の麻酔をかけるときは、まずマスクで軽いガス麻酔をかけ、気管挿管して気道を確保、それから点滴路をとるなんてことをやることも多かった。最近は小児の麻酔はこの方法で、極力「痛くないように、怖くないように」で導入をしてから痛い点滴をするのが普通だそうだが。

そんなある日のこと。患児は確か1歳の男の子だったと思う。いわゆる割礼の手術をやるってんで、私が麻酔の担当になった。割礼の手術なんて珍しいなって思った読者も多いかもしれない。前にも書いたが、当時私が麻酔科研修を行っていた東京専売病院は東京の港区にあり、いわゆる大使館街がすぐ近くにあったのだ。当然その関係者の来院も多く、その患者さんもアフリカの某国大使館職員の息子さんで、御国の習慣上、割礼はごく普通のことだった。ただ、我が子に痛い思いをさせたくないとの親心で、麻酔下での手術を希望されたってことだ。病気による手術じゃないんで、基本は元気な子。短時間予定の手術だし、乳児の麻酔としては、まあまあ、難しくない方だと思っていた。

さて、当日朝、手術室に入室。ママから離され看護師さんに抱っこされたときから、もう泣いている。手術ベッドに寝かし、いつもの手でやるかって感じで、泣き顔を追いかけるようにして軽～くマスクを当てる。大人しくなった頃を見計らってさっさと気管挿管。で、おもむろに点滴を取ろうとしたが……血管が見えない。そう、アフリカの某国ってのはサハラ以南にある某大国で、その子も黒人だったのである。いや、それまでも黒人の手術患者さんを担当したことはあったけど、全員大人で、駆血すれば静脈が浮き上がってきたのだが……乳児の血管は駆血しても浮いてこない！ 必死こいて手背を触っていく、ここかな？ とあたりをつけて刺してみるが……当たらない。

それを見ていた泌尿器科の先生方、

「バイタルサイン落ち着いてるし、換気もしっかりできてるんで始めちゃいますよ」

「はい、わかりました」

って答えたものの、万一何か静注が必要ってなったときのことを考えると気が気じゃない。がいくら焦っても血管が見えない、触れない、当たらない。麻酔器のバイタルモニターを横目で見て異常がないことを確認しながら、血管を捜すってことを続けていたのだが、

「ありがとうございましたー」

って、おい。

手術終わっちゃったよ……。そりゃ割礼なんて、医療行為としてじゃなく民間でやってるって国だって少なくないんだし、時間はかからないもんだけど……。泌尿器の先生方がそれを見越して、麻酔時間をなるべく短くする方がむしろ安全だって考えて、さっさと手術を始めたっていう判断が正しかったのも確かなんだけど……。なんか情けなくなってきた。

麻酔ガスを切って普通に抜管。退室時には意識も正常に戻り、ママに抱っこされて病室に帰っていった。

後にも先にも、静脈路なしで全身麻酔なんてこれ1回きり。って言うか、それ以降、黒人の乳幼児に点滴をせねばならなくなったことは、幸いにして遭遇してない。

にしても、黒人の多い国の小児科や麻酔科の先生方は、これを日常的にこなしているんですよね。

凄いなー。

もう一つ、これも麻酔科のとき。

何の手術だったかも覚えていないが、インド人の女性の全身麻酔を担当したときのこと。この方も確か大使館関係者のご家族だったと記憶しているが、民族的には（細かい分類はわからんけど）純然たる南アジア人で、日本語はもちろん、英語も苦手という方だった。そのため、手術室に入ってから気管挿管までもほとんど会話らしい会話もなく（下手な英語で話しかけたんだが、ワカリマセンという表情が返ってきただけ）、淡々と進めた。

手術は予定通り終了。術後も何と呼びかけていいのかわからず、呼吸状態やモニターの数値を確認して抜管。患者さんをチラチラ見ながら麻酔チャートを書き上げ、じゃそろそろ病棟に帰りましょうとなったそのとき、ん？なんかさっきより顔色が悪い気がする……でも南アジア人の肌色ってこんなもんだったよなー。大して危機感も持たず、ほとんど機械的に患者さんの下顎に左手をかけてヒョイと引っ張ったところ、プハーって感じで呼吸再開。わずかな違いだが本当に一瞬で顔色が良くなるのがわかった。うわー舌根沈下だったよー、危ない危ない。呼吸停止は時間にすれば10～15秒かそこらだったが、その後は完全覚醒まで待って帰室していただいた。

結果的には、わかりにくいなと思いつつも顔色をチラチラ窺ってたから大事に至らなかったけど、黒人の患者さんだったら本当にわからなかったかもしれない。通常なら麻酔を覚ますときは、「××さーん、手術終わりましたよー。起きましょー！」なんて大声で話しかけるんだが、言葉が通じないってのがあって声かけが不十分になっていたのも確かだ。

言葉が通じないときこそ、しっかり声かけをする

ように心掛けないと危険だ。

余談だが、インド人で逆に「英語が得意です！」って人も大変です。インドは英語が公用語、教育語なもんだから、mother tongue が英語って人も多い。そうなるとインド訛りの英語でまくし立てられて、私のヒヤリング能力ではたいていサッパリわかりません。国際学会で座長がインドの先生だったりすると、正直今でもめげてます。

? 8-3

指の怪我と手洗い

なんでやっちゃったのかは忘れてしまったが、外科医になって2～3年目のころ、手の指の甲に切り傷を作っちゃったことがある。別に縫合しなきゃいけないような大きな傷じゃない。カットバン貼っておけば十分だ。ただ問題は、翌日担当患者の手術があったってこと。手術を休むような怪我じゃない。手洗いさえ乗り切ればなんとかなるだろう。

朝の仕事は普通にこなして手術室に入る。看護師さんに、「いやー昨日、手を切っちゃってねー、手洗いが怖いよー」なんて冗談めかして言いながら、手洗い場に向かう。

カットバンを外す。

ブラシを手に取る（そう、当時は手術前にはブラシによる手洗いを3回やらねば不潔とされていた時代だった）。

ブラシにポビドンヨードをたっぷりとつける。意外と恐怖心はない。後で酒の席の話題にでもするかなんて考えも浮かんだくらいだった。

さあ、ここからは多少、コミカルにやるか。そうでもしなきゃやってらんないぜ。

前の鏡を見ながらニッコリ笑う。

で、ブラシを傷のところに当てて、せーの、ゴシゴシゴシ。

思いっきり痛いけど、まあ予想通りだ、あれ、でも涙が出てくる、うーん、人間って笑顔を作っても痛いときは涙が出てくるもんなんだ、なんて変なことに感心しながら3回のブラシ洗浄を完了。手術も普通にできた。なんとかなるもんだ。いや、なんとかなる怪我ですんでたってことを、ラッキーって思わなきゃいけないかな。

傷は翌週の手術のときにはもう治っていた。

それ以来30年、手術のときに困るような手の怪我はない。いや、一度だけ左の手のひらを切ったことがある。先輩に縫合をしてもらいながら、右手だけガーゼを持って介助していたことなんぞも覚えている。ただ、そのときは研究室生活をしていて、手術と言えばラットの手術ばかりであり、人間の手術手洗いをほとんどしていない時期だったので、その点で困ることはなかった。

そもそも外科医として、手に怪我をしないように注意するのは当然のことだろう。それだけ考えれば、スポーツとか趣味とかも制限すべきという考えもあるかもしれない。知人にも、歯学部に入学した息子にスキー・スノーボード禁止を言い渡したという人がいた。もちろんこれは極端な例かもしれないが、外科系の医師としては自身の生活を制限する場合も必要になってくるかもしれない。私はスノボが趣味だけど……。

そのあと20年くらいの間に、手術時の手洗いの方法自体が大きく変わった。今では、私もブラシによる手洗いは行っていない。ブラシで傷を直接洗ったってのは（話のネタとしては）貴重な体験って言えば言えないこともない。二度とやりたくはないけれど。

? 8-4 汗が……

大学病院に就職した某年の話。就職の当日4月1日、右開胸開腹胸部食道亜全摘なんて大手術が担当にいきなり入っていた。研究室勤務と留学が続いたため、かなり久しぶりの開胸手術である。まあ、もちろん助手であるが。

胸腔鏡なんてなかった時代、とにかく食道手術を思い出すために、肺圧排鈎を引きながら狭い肋間から胸腔を覗き込む。術者の邪魔にならないように高い位置から。うーん、よく見えん。にしても暑いなア……。

と、なんかの拍子に、目尻から汗が垂れた。ものの見事に術者の目の前を通って、患者さんの胸腔内にポタリ……。

「消毒綿球！！！」

術者の先生、何がどっから降ってきたのか把握する前に反応していた。

「何？どっから落ちた？」

「すみません、おでこの汗です」

「そっか、こまめに拭いてもらって」

大した問題じゃないけど、就職の初日にやらかしたことで、しばら

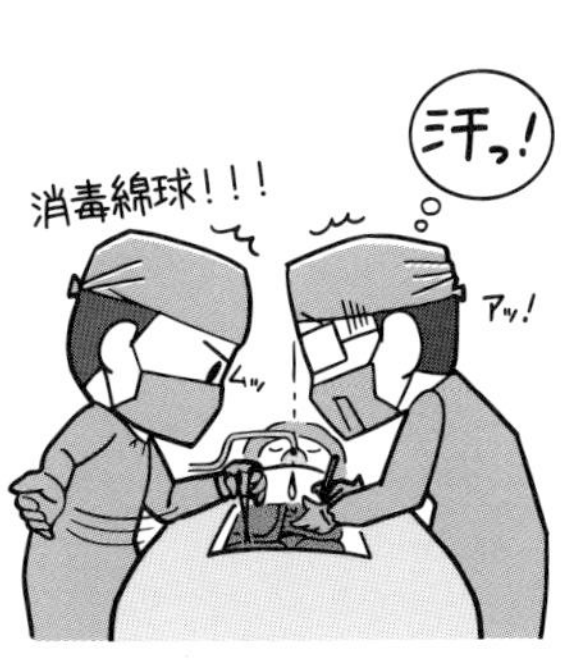

くの間きまりが悪かった。

その次の手術から、帽子の上に鉢巻をして、頭の汗が帽子から落ちないようにした。しばらく経ってからだが、鉢巻は帽子の下にするようになった。この方が頭だけじゃなく、おでこや目尻のギリギリのとこまでカバーできるので、目に汗が入らないようにもできる。その大学病院では手術室に助手さん手作りのガーゼ製の鉢巻が常備してあり、大変ありがたかった。

今の勤務先にはそれがないので、自分でガーゼを何本か繋いで手製の鉢巻にしてみたんだが……意外と結び目のところが痛い。いや鉢巻をして30分くらいはなんともないんだが、時間が経つとおでこが強烈に痛くなってくる。孫悟空になった気分だ。寝返りを打てない患者さんに床擦れができ始めるときもこのくらい痛いのかもしれない。

しょうがないので、通販で運動会用の鉢巻を買って、今はそれを使っている。さすがに赤組じゃなく、白組にしておいた。

8-5

4食抜いたけど……遅刻の話

医者になって30年経つが、(覚えている限りでは) 1度だけ朝寝坊して遅刻したことがある。

確か、医師4年目のことだったと思う。なんで寝坊したのかわからない。特に前夜遅くなったわけでもない普通の平日だったように記憶しているが、今から思えば、気力は漲っていても、やっぱり体力的には疲れていたんだろう。色々と批判もあるけど「働き方改革」は必要だろう。

話を戻します。よりによってその日は受け持ちの胃がん患者の手術日だった。いつもなら朝の6時半までには起きるのだが、目が覚めたのが9時半。当然ながら朝食抜きで家を飛び出す。病院について、そのまま手術室に駆け込む。もう定刻で手術は始まっている。先輩からは「時間を守るのは外科医者として最低限のことですよ」と言われたが、手術には参加させていただいた。でも、この一言は多分一生忘れないだろう。「外科医」でもなく「外科の医者」でもなく「外科医者」という表現だったなんて瑣末なことまで今でも覚えている。ただ、お叱りはその一言だけだった。後から思えば、自分が遅刻第一号ってわけじゃ決してなかったってことで、指導医の先生としては、疲れた研修医が寝過ごしたなんてことは恒例の年中行事みたいなもんだったらしい。

手術は日の明るいうちに無事終了したが、術後の諸々の仕事が終わってから、手術前にすませておくはずだった雑用をやり始めたので、あっという間に夜になる。仕事の総量はいつもと同じはずだが、朝の失敗で気が滅入っていたのもあってか、どっと疲れた。一通り仕事を終えて、医局のソファーにゴロッと横になって……不覚にもそのまんま寝てしまった。

ハッと気がついたのが翌日の早朝。ゴソゴソと起き出して前日の手術患者の様子を見に行く。幸い経過に問題はない。ナースステーションに顔を出したところ、夜勤の看護師さんは特にびっくりした様子もなく、患者さんの状態を報告してくれた。どうやら自分が医局で寝落ちしてたことは、バレバレだったようだ。カッコ悪りー。

今だったら近所のコンビニで何か買ってくるところだが、当時はコンビニ自体がまだまだ珍しいもので（セブン-イレブンの営業が本当に朝7時から夜11時までだった時代だ）、どっかで朝飯を手に入れるなんて考えも浮かばず、そのまんま午前中の業務を通常通りこなす。

昼飯は定時に職員食堂で食べた。考えてみたら4食連続して飯抜きだったわけだが……フツーの味だったなー。いや、普段から不味くはないんですよ。ごくフツーの職員食堂でしたよ。空腹は最高のなんとやらって格言めいたものもあるけど、少なくとも仕事が忙しいってときはそんなの嘘だ。というか、正直そのときは空腹感もあんまりなかった。

いや、これも本当はダメなんですよ。勉強しっかりするのはもちろん大切ですけど、睡眠と同じで食事もきちんと摂らなきゃいけないんですよ。（私を含めて）忙しくて休めないってことを美徳みたいに考えてるロートル外科医は日本中（世界中？）にたくさんいるけど、それを上手にかわして、をきちんとしないと本末転倒になりますよ。あっ、上司の先生には「稲葉の本に書いてあった」なんて言わないでくださいね。

それ以来、仕事に遅刻はしていないはず。宴会の類は遅刻の常連だけど。

自分の気力と体力を把握し体調管理

?
8-6

中心「静脈」カテーテル

この20年ほどの間に、中心静脈カテーテル（CVC）挿入手技は大きく変わった。それに最も影響したのは、エコーが日常診療で予約なしにその場で使えるようになって、エコーガイド下で穿刺を行うことが常識化したことであろう。穿刺部位も以前は鎖骨下静脈を1st choiceとする施設が多かったのではと思うが、エコーガイドの一般化に伴って、エコーに写りやすい内頸静脈が1st choiceになった。さらに、エコー使用による安全性の向上は、逆に穿刺に伴う合併症発生をクローズアップすることとなり、結果的に多くの施設で、CVC挿入の術者資格内規（例えば、助手を30例経験しないと術者ができないなど）が作られ、外科手術の術者資格よりむしろ厳しいものとなっている。感染予防のためのmaximum barrier precautionも厳しくなり、看護師さんとかに介助してもらって術衣を着用せねばならなくなった。

これは、まだそんな規制もなく、もちろんエコー自体も普及していなかった当時の話である。

私が医師になった当時は、CVCを用いた中心静脈栄養（TPN）の有用性が広く喧伝されていた頃である。少なくとも日本では、まだ経管経腸栄養なんぞ全く広まっていなかった。消化管手術後は最低1週間の禁飲食が常識とされており、そういった患者を中心に、鎖骨下静脈へのCVC挿入、TPN投与が多数行われていた。自分も2～3例見ただけですぐに術者をやり、合併症というもの自体をほとんど見ることなく、早々に単独でCVCを入れるようになっていた。

何例目だったかも、どういう患者さんだったかも覚えてはいない。23G針による局所麻酔、試験穿刺は普通に行った。シース挿入時の血液の逆流確認時も、いつもと変わっていた記憶はない。18Gカテーテルを挿入し、点滴を繋いでクレンメを開けたら……ん？点滴が落ちない。クレンメをもっと開けたら、カテーテル内にゆっくりと血液が逆流してくる。数秒だったろうか、何が起こってるのかわからなかった。うわっ、動脈か……？？

意外に冷静でいられた。圧迫のガーゼなどを用意し、ゆっくりとカテーテルを抜去。ただちに圧迫開始、血管の穴は穿刺部位よりかなり正中側のはずだ、なんてことも考えながら、そう……20分くらい圧迫を続けただろうか。手の色とか脈とかも確認していた。患者さんには正直に伝え、上司に報告。とにかく安静にしてもらうよりほかないだろうということになり、それ以上の処置は行わず。無事に止血したようで、その後何もなかったが、下手をすれば心臓血管外科のお世話になっていたかもしれないと、今思うとゾッとする。

後から思い返してみても、試験穿刺やカテーテル挿入で特に異常に出血があった記憶はなかった。

ひょっとしたら静脈圧が異常に高いだけだったのかもしれない。どうすれば防げたかと

自分で失敗を振り返って考えてみた

（これとっても大切です）が、全く思いつかなかった。強いて言えば、それ以降は若干穿刺針を立てて、正中から離れた位置で血管を探るようになった気はする。エコーが登場してからは、内頸静脈のみならず、鎖骨下静脈でも大腿静脈でもエコーを使うようになった。

エコーとかＣＴとかがなかった時代の穿刺技術は、今となっては職人技かもしれない。研修医のときに現杏林大学名誉学長の跡見裕先生に指導していただいて、エコーなしでの肝臓穿刺、胆管造影をやらせていただいたことが1回だけある。難しさの初級も上級も区別のつかない研修医としては、「うわーこれで当たるんだ、スゲー」って印象だったが、今思えば高度な技術を教えていただいたものだ。

そのうち、「21世紀はじめの頃は、エコーだけで血管穿刺してたんですよ」なんて語られる時代もきっとくるだろう。

?
8-7

自分の話とは限らないけど……
外科医のこだわりは、な～んか痛い目にあった経験があるってこと

外科の技術は現場で学ばねばならない

自分の話じゃないんだけど、外科医の失敗に関してちょっと余談。

evidence-based medicine（ＥＢＭ）が大流行りの昨今だが、外科系の細かい手技は統計学的なevidenceなんかないものが多いし、そもそも、文章に書ききれるものでもない。まあ、外科の教科

書には付録のＤＶＤが付くことが増えたし、Webにいろんな手技の動画がupされるようになって、手技の学習には便利な世の中にはなってきている。ただ、こうやって手に入るものはどうしても新しい手技の紹介（宣伝?）めいたものが多く、当たり前のことを日常的にやっていることは結局、昔のまま実際の手術の現場で見て教わって覚えることになる。言葉の印象はよくないが徒弟制度ってことであり、外科の世界ではこれが滅びることはないだろう。ただし、その中で注意せねばならないときがある。

指導医が、妙に細かいことで、あるいはどっちでもよさそうに思えることで、これは絶対やっておけ、これを使え、あるいは、これは絶対やるな、これは使うな、とこだわったときである。

現場で学んだものでも、「なぜなんだろう?」を確認すべし

以前勤めていた病院で、太さ12号の太めのデュープルドレーンが急に使われなくなり、全て8号の細いものに変わったことがあった。

12号デュープルドレーンと言えば、私が研修医だった頃から、つまりはまだクローズド・ドレーンなんてものが使われていなかった時代から、ペンローズドレーンと一緒に、開腹手術ではほぼルーチンに吻合部とかに入れていたものである。学生時代、3年生の診断学実習で初めて外科手術後の患者さんを見たときに、「ひえー、お腹から管が2本出てるよ。これで腹腔感染起こさないのかなー」なんて新鮮な驚きがあったのは今でも記憶している。その後、クローズド・ドレーンがドレーンの主流になり、ペンローズはめっきり見かけなくなってしまったが、12号デュープルドレーンはそのままクローズド・デュープルとして長年に渡って使い続けられてきた。

ところが、それが急に姿を消してしまったのである。

実は、ある症例で肝臓の下に挿入していた12号デュープルドレーンが屈曲して肝臓に刺さったというインシデントが起こったためである。その症例ではドレーンを浅くすることで保存的に治療し、事なきを得たのであるが。インシデントの理由とされたのは、何らかの原因でドレーンが腹腔内で屈曲すると、12号デュープルのように比較的太く硬めのドレーンは先端に力が加わることがあるということであった。それ以降、その科で行う手術では、一斉に8号デュープルに置き換わってしまったというわけである。

それでも、この場合、いささか疑問に思うことも残る。

8号デュープルならほんとに大丈夫なの？ドレーンが悪いんじゃなくて、入れ方が悪かっただけなんじゃないの？なーんて疑問だ。実際のところ、複数の要因、例えば、ドレーンの選択、挿入の位置と深さ、患者の肝臓の位置や硬さなどのいろいろな条件がたまたま重なって、こんなインシデントになったというのが事実だろう。12号デュープルが喋れたら、「今までずっと貢献してきたのに、こんな曖昧な理由で解雇なんて不当だ！」なんて言いたくなるかもしれない。だとしても、これからはその病院では、開腹手術の後に入れるのは8号デュープルってのが、ほぼルーチンになっていくはずだ。そのうち、最初のインシデントのことは皆忘れてしまい、12号はダメで8号ならＯＫということだわりだけが生き残ることになる。8号デュープルで次のインシデントが起こらない限りは。

最初に書いたように、外科の手技は現場で教え教えられるものである。経験、特に

失敗の経験を伝授し、情報を共有するというのは医療の安全確保に不可欠

なことだ。experience-based medicine（もう一つのＥＢＭ）を軽視してはいけない。しかし残念ながら、こういう失敗談は学会や論文ではほとんど出てこない（出てくるのは「成功しました！」って自慢話ばっかり）。場合によっては製造業者や行政当局に報告して、緊急安全性情報（私はこれを「黄紙」って呼んでます）を全国レベルで回してもらうことだってあるかもしれない。

ただ、もしその病院だけ、その指導医だけが妙にこだわっている「絶対やれ」「絶対やるな」ってものがあったとしたら、それはたいてい、このような「痛い目にあった」経験からきている。そのこだわりを守るなとは言わないが、そんなこだわりができたのかは

妙なこだわりがあったら「なぜなんだろう」を先輩に聞く

ようにしておかないと、冷静な判断ができなくなる。

読者の皆さん、「そういうお前だって」って思ってません？ そう、本章の最初に書いた「減張縫合」がまさしくコレですよね。なにせ、痛い目にあったんで……思いっきりこだわってます。「なぜなんだろう」もさっき記載したので勘弁してください。

あとがき

前例のない事例も、自分で考えて決断しなきゃいけなかった

まえがきでも触れたが、今回も前著同様、普段当たり前とされて考えることもしないことの「なぜなんだろう？」の理論を考えていこうというテーマを基本に書いていった。文体の非統一や頻回な脱線も、前著『なぜなん1』を読まれた方なら納得していただけるだろう。わざと喧嘩を煽るような一方的な言い回しにして、若い先生方の議論反論を期待していることも同様である。版元の南江堂さんから聞いたが、『なぜなん1』に対してはかなりの議論反論が起こっていると。「してやったり」である。本書について南江堂さんからも「批判意見を反射的に忌避する人が多いので、その点を書き改めた方がいい」という意見も頂いたが、あえて無視させていただいた。この本を買うような方々は（もちろん本書に対する批判も含めて）

自らが「なぜ」を考えて批判意見を言える

人だと思っているから。

我ながら取りとめのないことばかり書いたと思う。『なぜなん1』をマニュアル本的な教科書と思って買ってがっかりしたという内容のＳＮＳ投稿を見たことがあるが、『なぜなん1』はまだしもマシだ。この本は絶対にマニュアル本にはならない。

自己流理論に加えて、本書では、理論にならない経験談もかなり書かせていただいた。その部分は

完全な「読み物」なので、小見出しも省略してある。「考えさせる」ネタにはならないだろうが、暇つぶしくらいになってくれれば幸いである。

もう『3』を書くネタはありません。南江堂の編集部の方々、イラストレーターさん、ありがとうございました。

……と、ここで終わらせるつもりでした。

この本の原稿を書いている真っ最中の２０２０年初頭、COVID-19が世界を襲った。ＩＣＤとしての病院での私の立場は本文中にかなり書いた。感染対策としてのstay homeを自らも推進しなければならなかった。

しかし、実はもう一つ、このとき私は同年5月に開催予定だった第18回日本ヘルニア学会学術集会の会長という立場にもあった。残念ながら、他の多くの学会のご多分にもれず、本会もstay homeの方針によって、いったん延期・会場変更の後、会場での生開催は中止と決断せざるを得なかった。丸2年以上かけて準備したものを白紙に戻すのは無念でならなかったし、中止したらしたで、残った借金をどうするか、集まった演題はどうするのか、代替を行うとしたらどういう形式にするのか、翌年集会への影響はどうなるかなどなど、考えねばならないことは山積みだった。半年延期での会場とプログラムの再設定、さらにその再中止、Web開催の決定、そして予算、プログラムの再々構築。前例のない戦いだった。

同じ立場にある全国の先生方、各種イベントを延期中止にせざるを得ないスポーツ・芸能関係者の方々、休業を余儀なくされた店舗、観光地の方々の気持ちは、普通の医療関係者以上に理解できるつもりだ。ＩＣＴリーダーとしてと学会長としての、相矛盾した2つの立場に悩まされたが、考えて考えて決断して責任を取るのは長という立場にある自分自身だ。

　臨床であっても学問であっても、医療の仕事の多くはルーチンワークであり、先輩のやり方を真似していけば、大禍なくこなしていけるだろう。しかし、COVID-19のように、正解のない問題、

前例のない課題は、自分で考え自分で決断

せねばならない。医療機関において、決断を下すリーダーは医師だ。COVID-19は極端な例としても、リーダーには否が応でもそういう場面がやってくる。常日頃から、「なぜ、今この決断を行うのか」を自分で考える習慣をつけていかないと、右往左往するばかりになってしまう。

　あらためて言う。「なぜなんだろう？」を考える習慣をつけませんか？

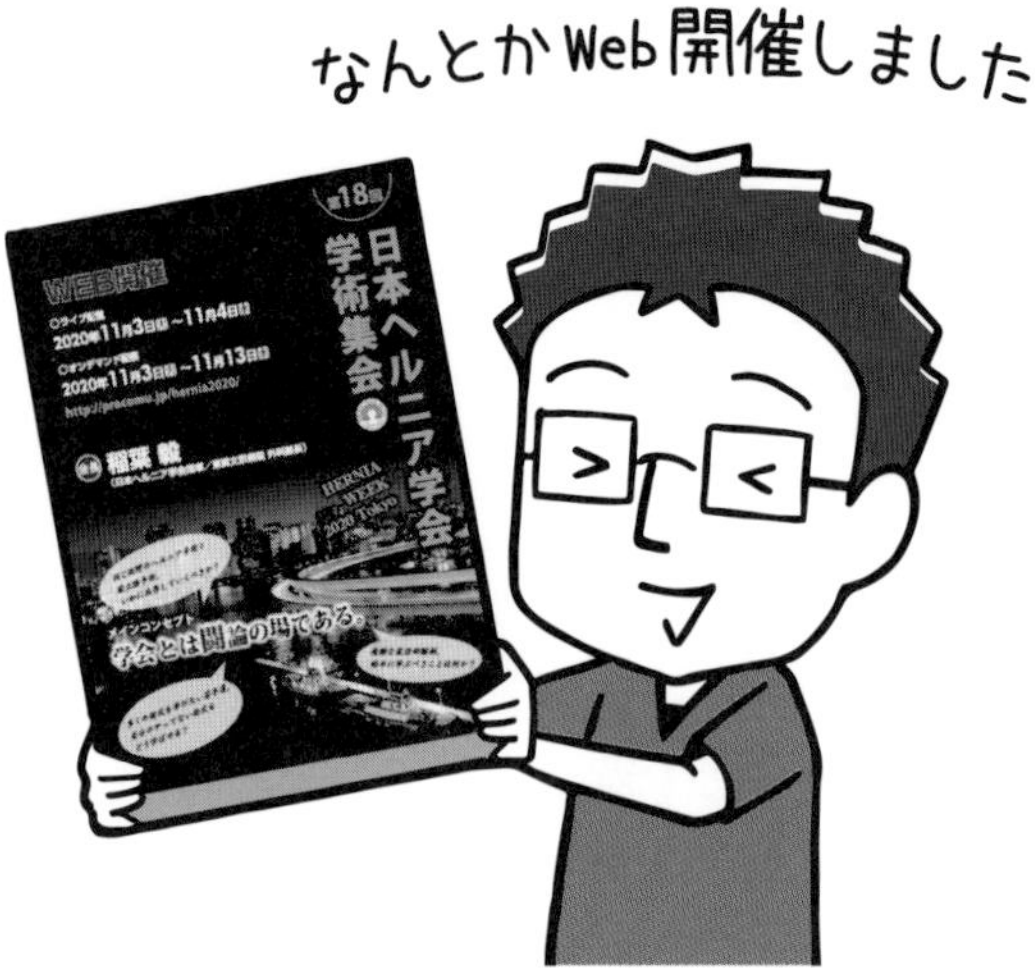
なんとかWeb開催しました
第18回
日本ヘルニア学会学術集会
学会とは問論の場である。

著者略歴

稲葉　毅

東都文京病院外科部長

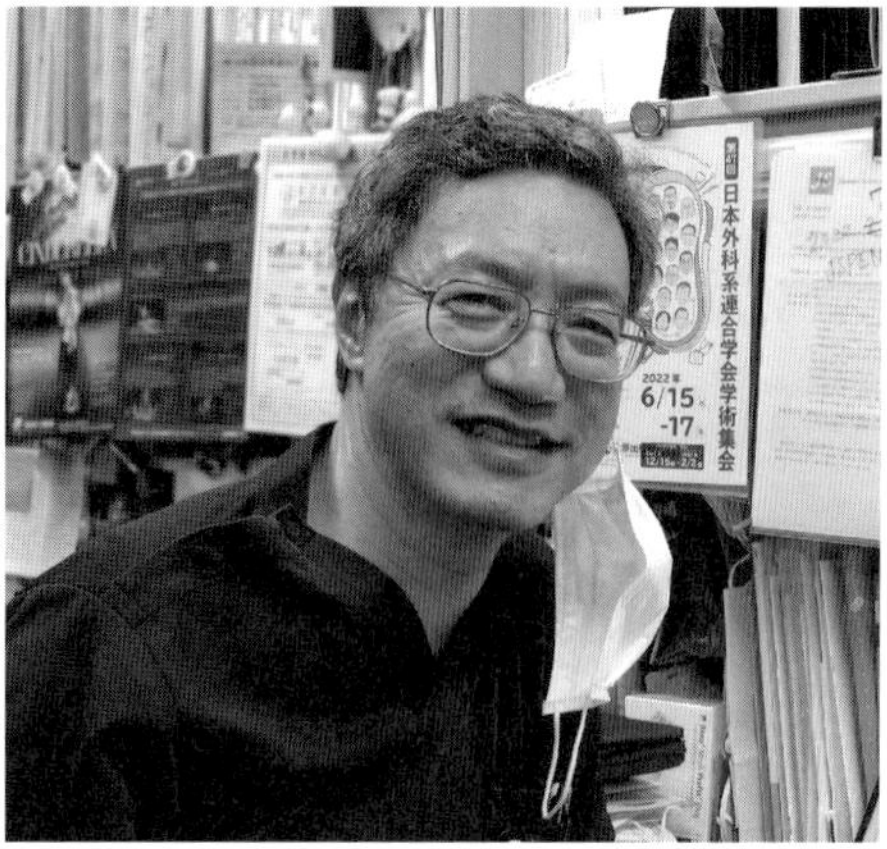

◉1960年神奈川県生まれ．勉強はできるが，運動は苦手，特に球技全般が下手．自主的だが，友人作りは下手．絵は下手だが，プラモから自宅のコンクリート塀までとにかく物作りが好きという少年だった．

◉1986年東京大学卒．大学時代最も力を入れていたのは，（勉学ではなく）医学部同窓会誌編集長の仕事だった．

◉東京大学医学部附属病院第一外科，大森赤十字病院，シンシナティ大学，帝京大学医学部附属病院外科などを経て2017年より現職．

◉臨床の専門は上部消化管外科，ヘルニア外科だが，学術的には外科感染症管理や周術期栄養管理など，外科の中では基礎系の仕事が多い．博士号もgrowth factorの研究で取る．

◉教員時代は講義の他に外科縫合実技クルズスを長年担当．学生同士で教え合う騒々しいクルズスを理想としていた．

◉肩書きは日本外科学会指導医，日本消化器外科学会指導医，日本外科系連合学会評議員，日本臨床栄養代謝学会学術評議員，日本外科感染症学会評議員，日本ヘルニア学会理事など．

◉『なぜなん1』のときに学生だった息子は独立し，現在，妻と2人暮らし．SCUBA diving，snow boardが好きだが時間がなくてなかなか行けない．ライブでストレス発散しているが，コロナのため声も出せない・タオルも振れないのを残念がっている．

「なぜなんだろう？」を考えた外科医の生活

2022年 7月25日　発行

著　者 稲葉　毅
発行者 小立健太
発行所 株式会社 南 江 堂
〒113-8410 東京都文京区本郷三丁目42番6号
☎(出版)03-3811-7236 (営業)03-3811-7239
ホームページ https://www.nankodo.co.jp/
印刷・製本 壮光舎印刷
装丁 渡邉 真介

Surgeon's Life "What for" and "Why"

定価は表紙に表示してあります.
落丁・乱丁の場合はお取り替えいたします.
ご意見・お問い合わせは，ホームページまでお寄せください.

Printed and Bound in Japan
ISBN978-4-524-22966-6